Lucas Torreilles

Prise en charge de l'obésité et stéatohépatite non alcoolique

AF004567

Lucas Torreilles

Prise en charge de l'obésité et stéatohépatite non alcoolique

L'Obésité, causes, traitements et complications

Presses Académiques Francophones

Imprint
Any brand names and product names mentioned in this book are subject to trademark, brand or patent protection and are trademarks or registered trademarks of their respective holders. The use of brand names, product names, common names, trade names, product descriptions etc. even without a particular marking in this work is in no way to be construed to mean that such names may be regarded as unrestricted in respect of trademark and brand protection legislation and could thus be used by anyone.

Cover image: www.ingimage.com

Publisher:
Presses Académiques Francophones
is a trademark of
International Book Market Service Ltd., member of OmniScriptum Publishing Group
17 Meldrum Street, Beau Bassin 71504, Mauritius

Printed at: see last page
ISBN: 978-3-8416-3546-4

Zugl. / Agréé par: Montpellier, Université de Montpellier, 2014

Copyright © Lucas Torreilles
Copyright © 2015 International Book Market Service Ltd., member of OmniScriptum Publishing Group
All rights reserved. Beau Bassin 2015

REMERCIEMENTS

Je tiens à remercier …

… Le Doyen Laurence VIAN, Présidente de mon jury de Thèse pour sa disponibilité et son écoute. Souvent, en cours, j'ai été attentif à votre enseignement de toxicologie. La toxicologie constitue une matière essentielle au savoir du Pharmacien et est pour moi une source importante de connaissance dans ma pratique professionnelle.

… Le Pr. David NOCCA, mon Directeur de Thèse qui m'a accordé beaucoup de confiance sur les différents travaux que j'ai mené avec lui. Tout au long de mon stage au CHRU et durant ma Thèse, j'ai pu voir ce qu'est, un médecin engagé, envers ses patients, son travail et la Recherche. Merci, de m'avoir permis d'affirmer mes choix, en voulant rejoindre cet art, que l'on nomme Médecine.

… Le Pr. Jean-Louis Roussel, assesseur de mon jury de Thèse. Merci de votre amitié, qui depuis 6 ans m'a permis d'avoir un autre regard sur la Pharmacie. Je me souviendrai toujours, d'une certaine idée de la Pharmacie que vous portez. Mais aussi de la Botanique, matière que vous avez enseignée dans notre faculté et qui est pour moi, une source de connaissances précieuses.

… À ma Grand-mère Denise GUISSET et à mon Grand-père Georges SOUBILS, auxquels je dédie mon travail Universitaire et ma Thèse.

… Aux membres de ma famille. Je ne vous citerai pas individuellement mais chacun d'entre vous, à votre façon, avez œuvré à ma réussite et à mon épanouissement. Malgré les nombreuses épreuves de la vie, je vous estime tous et par le biais de ces remerciements, je tiens à ce que vous le sachiez.

… À mes amis d'enfance, d'Estagel et du Roussillon (Alain, Nicolas, Romain…) que de bons moments passés avec vous…

… À mes amis de faculté (Estelle, Jean, Teddy…). Tant de nombreuses histoires et de souvenirs avec nos soirées, la corpo, les AG, les élections, les révisions, le concours, les partiels et bien sûr les potins…

… À mes amis du CHRU St ÉLOI de MONTPELLIER (Annick, Audrey, Céline, Mehdi, Nico, Yoan…). Vos expériences individuelles sont sources d'enrichissement intellectuel et moral.

… À Marie, merci de ta précieuse aide dans la relecture de cet ouvrage.

…Karima TAOUIL-ADAMO (Entérome), et Thierry BEAUQUESNE (Obesinov) pour leur dévouement et leur réflexion à faire avancer mon travail.

… A la meva terra catalana del Rosselló i al meu poble Estagell. Aquest país que se senti orgullós i estimi més que qualsevol altra cosa. La teva catalanitat, als teus Homes Il·lustres (Arago, Joffre …), la teva gent, la teva gran Història, la Santa Espina són per sempre en el meu cor i en el meu esperit.
Sempre endavant mai morirem…

SOMMAIRE

INTRODUCTION 1

Première partie : L'obésité

I. <u>L'obésité chez l'adulte</u> 3

    I.1. <u>Définition de l'obésité</u> 3

        I.1.1. Indices anthropométriques 3

        I.1.2. Marqueurs biologiques 7

    I.2. <u>Epidémiologie de l'obésité</u> 7

        I.2.1. L'épidémiologie au niveau mondial 8

        I.2.2. L'épidémiologie en France 9

        I.2.3. L'épidémiologie au niveau régional 11

    I.3. <u>Les facteurs de risques</u> 18

        I.3.1. Facteurs psychologiques 18

        I.3.2. Les obésités secondaires 20

    I.4. <u>Comorbidités de l'obésité</u> 23

        I.4.1. Complications métaboliques 24

        I.4.2. Complications cardio-vasculaires 26

        I.4.3. Complications mécaniques 28

        I.4.4. Autres complications 29

    I.5. <u>Mesure de la dépense énergétique</u> 31

        I.5.1. Métabolisme basal (MB) 31

        I.5.2. Dépense énergétique quotidienne ou journalière (DEJ) 32

II. <u>La nutrition et la diététique</u> 33

    II.1. <u>Les fondamentaux de l'alimentation</u> 34

        II.1.1. Les groupes d'aliment 34

        II.1.2. Les vitamines et minéraux 36

II.2. La diététique 38

    II.2.1. Les règles hygiéno-diététiques 38

    II.2.2. Le régime hypocalorique 39

    II.2.3. Les différents régimes restrictifs 44

II.3. Activité physique 45

III. Les traitements pharmaceutiques et dispositifs médicaux 47

III.1. Les traitements actuels 47

III.2. Les innovations pharmaceutiques 51

IV. Les approches chirurgicales 53

IV.1. Les conditions de prise en charge 53

IV.2. Les techniques restrictives 55

    IV.2.1. Gastrectomie verticale calibrée 55

    IV.2.2. Gastrectomie en manchon 56

    IV.2.3. Anneau gastrique ajustable 57

    IV.2.4. Ballon gastrique 58

IV.3. Les techniques mixtes 59

    IV.3.1. court-circuit gastrique 59

    IV.3.2. Dérivation bilio-pancréatique 61

IV.4. Résultats, complication et suivis des patients opérés 61

    IV.4.1. Résultats 61

    IV.4.2. Suivi des patients opérés 62

    IV.4.3. Complications et suivis chirurgicaux 62

    IV.4.4. Complications médicales et leurs suivis 64

    IV.4.5. Grossesse et opérations bariatriques 64

    IV.4.6 Chirurgie réparatrice 64

V. Les avancées de la recherche 65
VI. Les centres spécialisés de l'obésité (CSO) et association 71

Seconde partie : Étude de la stéatose, la complication hépatique majeure de l'obésité

I. Stéatose 73

    I.1. Définition et classification 73

    I.2. Epidémiologie des stéatoses 74

    I.3. Complication de la stéatose 75

        I.3.1. Complications hépatiques 75

        I.3.2. Complications extra hépatiques 76

    I.4. Stratégies de Diagnostic et de Dépistage 78

    I.5. Traitement des stéatoses 78

        I.5.1. Pharmacologiques 78

        I.5.2. Non pharmacologiques 80

CONCLUSION 82

BIBLIOGRAPHIE 83

LEXIQUE 88

INTRODUCTION

L'obésité et ses complications sont connues depuis bien longtemps dans le monde occidental. Galien, Père de la Pharmacie, disait il y a 1800 ans, que « L'obésité est inutile aux hommes et aux femmes car elle les rend malades ».

Aujourd'hui, d'après l'Organisation Mondiale de la Santé (OMS), l'obésité est considérée comme une épidémie à l'échelle planétaire. On considère, à travers le monde, à 500 millions, le nombre de personnes obèses atteintes par cette maladie chronique. À partir de l'Indice de Masse Corporelle (IMC), il peut être déterminé différents stades d'obésité permettant de mettre en place une réponse proportionnée dans la prise en charge du patient obèse.

Cette approche peut se réaliser par la diététique, l'activité physique, la Pharmacie et la Chirurgie bariatrique. De nombreuses innovations sont en cours dans ces domaines.

Ancien externe dans le département de Chirurgie digestive du CHRU St Éloi à Montpellier, et sous la direction du Pr. David NOCCA, il m'a été permis d'approcher et de comprendre, cette prise en charge pluridisciplinaire des patients atteints d'obésité. Grâce à la possibilité d'assister aux consultations avec le chirurgien et aux réunions pluridisciplinaires, j'ai pu voir de mes propres yeux, ce que l'épidémiologie et l'étiologie par différentes études montrent.

En plus du problème esthétique que constitue l'obésité et de son impact psychique sur la personne, l'obésité est source de complications et de souffrances de toutes sortes. Ces souffrances sont parfois, l'objet d'entraide via les associations de patients qui jouent un rôle non négligeable pour les personnes concernées.

Le diabète, les dyslipidémies, les problèmes cardiaques, certaines pathologies de la reproduction et bien d'autres encore font parties du quotidien des patients rencontrés.

Participant et intégré dans la gestion et le renseignement de protocoles de recherche, il m'a été permis de travailler sur l'impact d'un complément alimentaire (*BARIAMED ® PHASE 1*) destiné aux patients bénéficiant d'une chirurgie métabolique.

Ce complément ayant en plus, la vocation de palier aux carences pouvant résulter de la prise en charge chirurgicale, possède un impact réel sur la stéatose hépatique non alcoolique. Cette forme de stéatose possédant à son tour une incidence dans le bon déroulement de la prise en charge chirurgicale du patient obèse.

Dans la première partie de ma thèse, je définirai l'obésité et déterminerai son épidémiologie, ses facteurs de risque, ses comorbidités et comment mesurer la dépense énergétique dont le dysfonctionnement joue un rôle essentiel dans l'établissement de la maladie.

Par la suite, sera développé une partie sur les prises en charge diététique et pharmaceutique qui sont deux domaines non négligeables de l'accompagnement du patient à tendre vers une meilleure qualité de vie.

Quant aux opérations chirurgicales de type Sleeve ou Gastric By-pass, le fait d'assister aux interventions m'a permis de voir sous un angle nouveau pour moi, les différentes techniques chirurgicales dans le domaine bariatrique. Elles concernent annuellement plus de 40 000 patients en France et sont entreprises quand les patients sont en échec de traitement médical, avec un **IMC ≥ 35 kg/m^2 en présence de comorbidités associées**, ou bien un **IMC ≥ 40 kg/m^2**. En 2009, la Haute Autorité de Santé (HAS) a établi des recommandations visant à bien encadrer cette pratique avec notamment un exemplaire spécifique destiné au grand public et aux professionnels de Santé.

Dans une seconde partie, il sera détaillé ce qu'est la stéatose, son épidémiologie, son incidence sur la Santé et ses traitements actuels. Ceci nous amènera à entreprendre l'étude *BARIAMED ® PHASE 1* et son impact sur cette comorbidité hépatique de l'obésité.

Mon travail a donc pour objectif, de prendre en compte les approches diététiques, médicales, pharmaceutiques et sportives du patient obèse, du début de sa prise en charge, jusqu'au traitement le plus approprié à son mode de vie. Mais aussi de cibler une des stéatoses du foie pour décrire au mieux un traitement de prise en charge prometteur.

Première partie : L'obésité

I. L'obésité chez l'adulte

I.1. Définition de l'obésité

L'obésité est une **maladie chronique** d'après l'Organisation Mondiale de la Santé (OMS 1995). Elle est définie par un excès de masse grasse pouvant entraîner des complications médicales et une altération de la qualité de vie des patients.

I.1.1. Indices anthropométriques

- *La taille et le poids :*

Pour définir l'IMC (Indice de Masse Corporelle) ou Indice de Quetelet ou BMI (Body Mass Index) du patient, il existe un formule : **Poids/Taille²** (Poids en kilogramme et Taille en mètre). On peut ainsi déterminer une classification de l'obésité chez les adultes en fonctions de l'IMC selon l'OMS (*Tableau 1*)

Classification		IMC (kg-m²)	
Dénutrition		< 16,5	
Maigreur		< 18,5	
Normal		18,5 – 24,9	
Surpoids		25 – 29,9	
Obésité		≥ 30	
	Classe 1	30-34,9	Modérée
	Classe 2	35-39,9	Sévère
	Classe 3	≥ 40	Massive ou Morbide
		≥ 50	Super obésité

Tableau 1 : Classification des IMC en fonction de seuil

- *Classification en fonction de la distribution du tissu adipeux*

Obésité gynoïde	Obésité androïde ou centrale :
Le tissu adipeux est prédominant au niveau du bassin, des fesses et des cuisses (l'excès de graisses est sous-cutané). Rapport Taille/Hanche (T/H) < 0,8 → il n'y a pas de risque cardio-vasculaire	La distribution des graisses est principalement abdominale (importante accumulation de graisses péri-viscérale). Rapport T/H: > 0,8 **et/ou** Tour de taille [3] (TT) ≥ 102 cm : homme ≥ 88 cm : femme → haut risque cardio-vasculaire
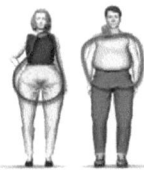	
- Le tour de taille est un meilleur indicateur de risque que l'IMC parce qu'il reflète mieux la masse grasse sous-cutanée et viscérale (masse active au plan métabolique). - Il est mesuré à la mi-hauteur entre l'épine sacro-iliaque et le rebord costal inférieur.	

- *Autres prises de mesures*

• Plis cutanés (***Figure 1***) : à l'aide d'un compas étalonné qui reflète l'épaisseur du tissu adipeux sous-cutané. Elle combine 4 mesures : triceps, région sous-scapulaire, biceps et région supra-iliaque.

• Circonférences des membres : mesure à l'aide d'un ruban du périmètre de certaines zones (mollets, bras, hanches, cuisses).

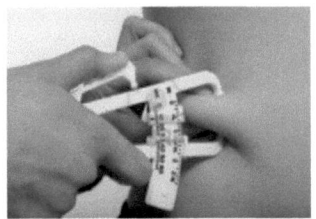

Figure 1 : Mesure d'un pli cutané

- *Mesures par impédancemétrie*

L'impédancemètre (***Figure 2***) est un pèse-personne qui donne des indications sur les mesures du corps humain. Cette balance applique un courant alternatif de faible intensité et de haute fréquence.

Cette mesure permet d'évaluer la répartition du poids en eau totale, masse maigre et masse grasse (***Figure 3***). Cette répartition dépend notamment de l'âge et du sexe de l'individu.

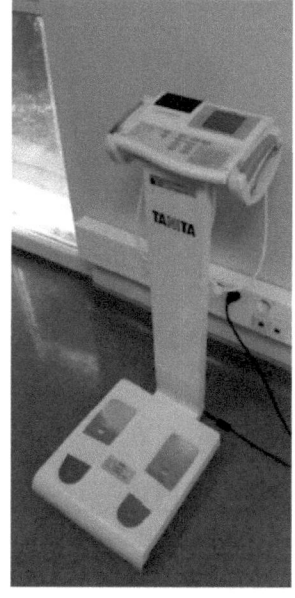

Figure 2 *: Impédancemètre*

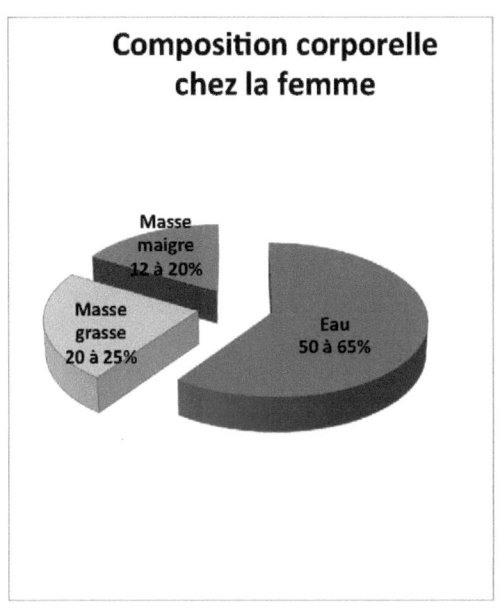

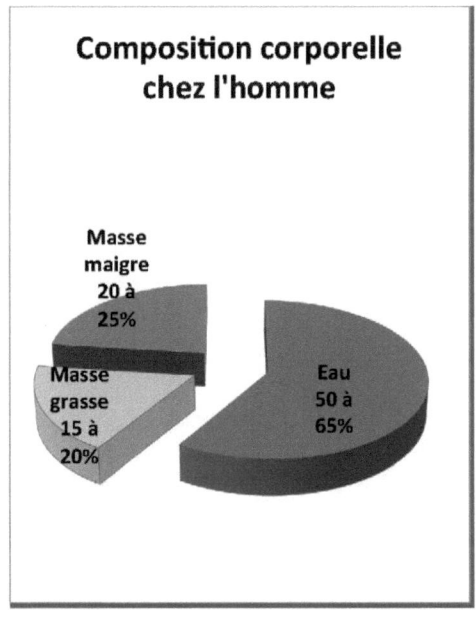

Figure 3 : Composition corporelle chez l'être humain

Examens paramédicaux complémentaires

- Absorptiométrie biphotonique du corps entier : détermination de la composition corporelle (***Figure 4***);
- Scanner abdominal : étude de la graisse abdominale ;
- Thermographie infra rouge (***Figure 5***) : permet d'identifier les zones graisseuses à forte et faible activité lipolytique.

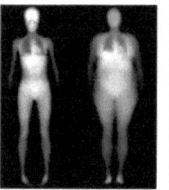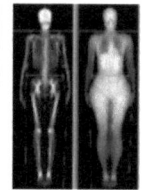

Figure 4 : Absorptiométrie Biphotonique du tissu adipeux

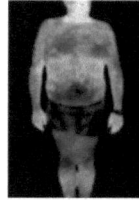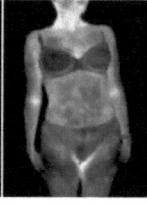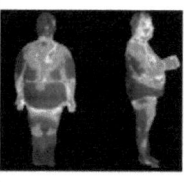

Figure 5 : Thermographie Infra-rouge

I.1.2. Marqueurs biologiques

- Les protéines plasmatiques, synthétisées dans le foie, sont un témoin indirect mais fiable de l'état nutritionnel. Les principales protéines dosées sont : l'albumine, qui témoigne de troubles chroniques de la nutrition, la pré-albumine et l'orosomucoïde.
- Les déchets azotés urinaires : la créatininurie relevée sur 24 heures témoigne du rythme de la destruction musculaire et la méthyl-histidine urinaire provient de la destruction des fibres d'actine et de myosine.

I.2. Épidémiologie de l'obésité

L'évolution de l'obésité durant les dernières décennies justifie amplement la notion d'épidémie voire de pandémie. Elle met en danger la santé d'un nombre important de personnes dans toutes les régions du monde et risque à moyen (ou même à court) terme de remettre en question l'ensemble du système de santé mondial.

I.2.1. L'épidémiologie au niveau mondial (*Figure 6*)

L'obésité dans le monde a quasiment doublé en 30 ans. Actuellement, 1 adulte sur 3 (soit 1,4 milliards de personnes) est touché par le surpoids ou l'obésité. Parmi elles, plus de 200 millions d'hommes et près de 300 millions de femmes étaient obèses en 2008 soit plus d'un adulte sur 10 dans le monde. D'ici 2030, le nombre de personnes en surpoids devrait atteindre 3,3 milliards... Cette maladie chronique représente le cinquième facteur de risque de décès au niveau mondial et fait au minimum 2,8 millions de victimes chaque année. Ce problème était autrefois « réservé » aux pays à revenu élevé, désormais l'obésité existe aussi dans les pays à revenu faible ou intermédiaire. Le taux de mortalité de l'obésité est de 2,8 millions d'adultes par an. De plus, 7 à 41% des cancers, 44% de la charge diabétique, 23% des cardiopathies ischémiques sont imputables à l'obésité (31-OMS).

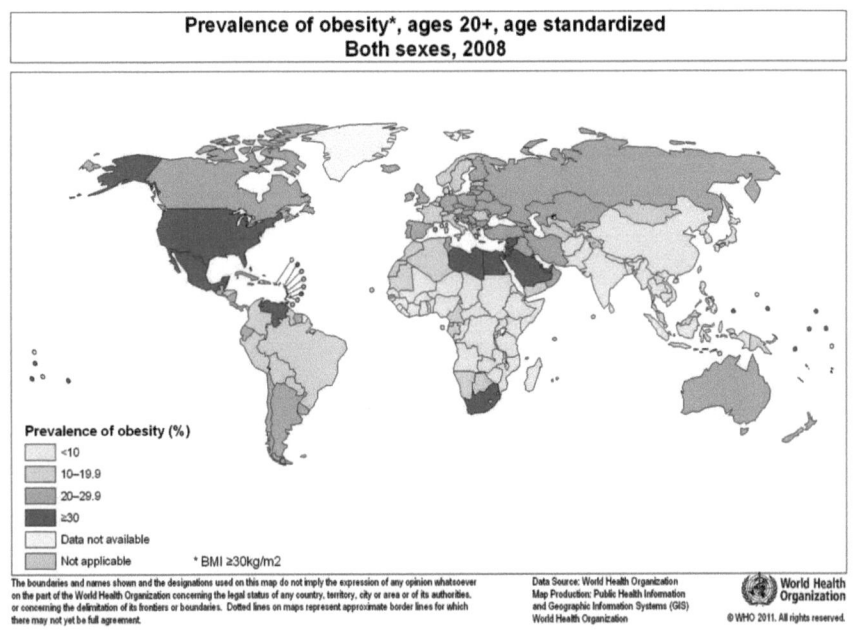

Figure 6 : **Cartographie mondiale de l'obésité dans le monde (Source OMS)**

Les trois territoires les plus touchés par l'obésité sont :
- Les îles Samoa Américaines (en Océanie) avec 74.60 % de la population ;
- Les îles Tokelau (archipel dans l'Océan Pacifique) avec 63.40 % de la population ;
- Tonga (Etat de Polynésie) avec 56 % de la population.

I.2.2. L'épidémiologie en France

L'enquête épidémiologique nationale sur le surpoids et l'obésité 2012 (ObÉpi 2012) réalisée en France rapporte des chiffres inquiétants : 32,3% des Français adultes de 18 ans et plus sont en surpoids (25 ≤ IMC < 30 kg/m^2) soit 14 807 123 personnes et 15% présentent une obésité (IMC ≥ 30 kg/m^2) ce qui équivaut à 6 922 215 personnes (39-Roche). Si l'on se concentre sur l'obésité, 10,7% des français sont en obésité modérée, 3,1% sont en obésité sévère soit 1,4 millions d'adultes et 1,2% en obésité morbide ce qui correspond à 550 000 personnes (***Figure 7 a***).

L'obésité est un véritable problème de santé publique qui a doublé en 15 ans. D'après cette même enquête, la prévalence de l'obésité en 1997 était de 8,5% (= 3 566 000 personnes) contre 15% en 2012. Ce qui correspond à une augmentation relative de 76%. Cependant, selon les courbes de l'enquête ObÉpi, l'augmentation de la prévalence de l'obésité se poursuit mais avec une tendance significative à la décélération (***Figure 7 b et c***).

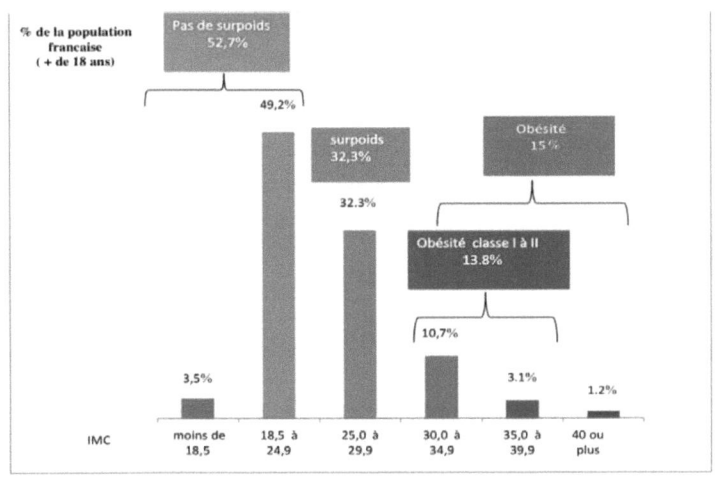

Figure 7 a : Répartition des différentes classes d'IMC en France (Source Obépi)

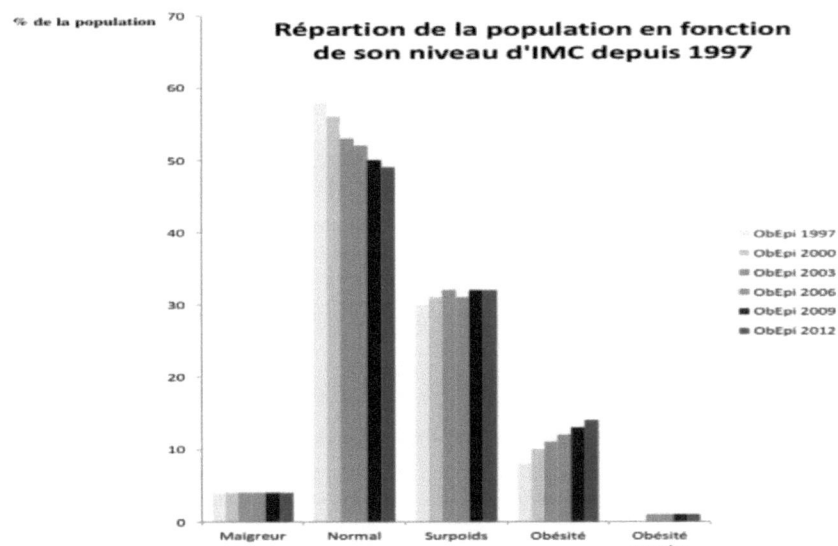

Figure 7 b: Répartition des différentes classes d'IMC en France depuis 1997 à 2012 (Source Obépi)

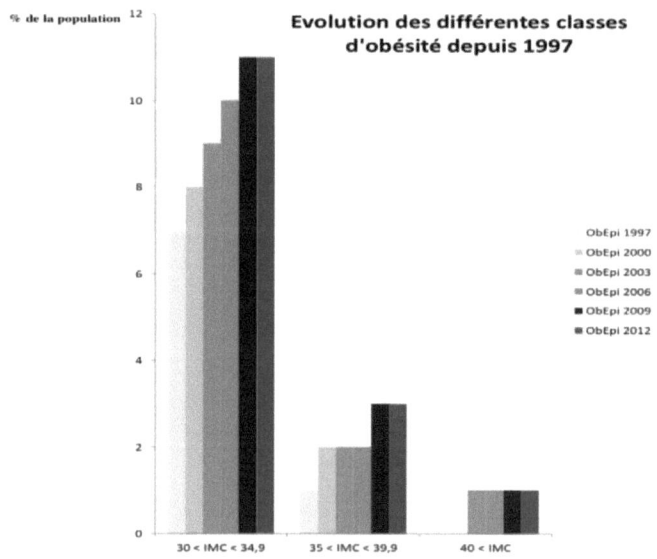

Figure 7 c: Répartition des différentes catégories d'obésité en France depuis 1997 à 2012 (Source Obépi)

I.2.3. L'épidémiologie au niveau régional

En 2012, quatre régions principalement affichent un taux de prévalence de l'obésité élevé (***Figure 8 f***) :

- Le Nord-Pas-de-Calais, qui est la région la plus touchée avec 21,3% (soit une prévalence de près de 40% plus élevée que la moyenne) ;
- La Champagne-Ardenne avec 20,9% ;
- La Picardie avec 20% ;
- La Haute-Normandie avec 19,6%.

L'évolution de la prévalence de l'obésité est en augmentation constante dans toutes les régions françaises depuis 1997 jusqu'à 2012 (***Figure 8 a, b, c, d, e, f***).

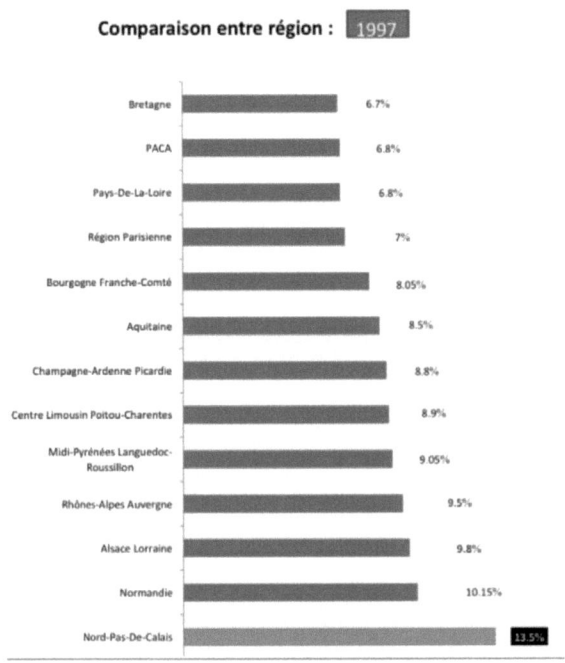

Figure 8 a: *Récapitulatif du pourcentage de personnes obèses à travers les différentes régions (Source Obépi), en 1997*

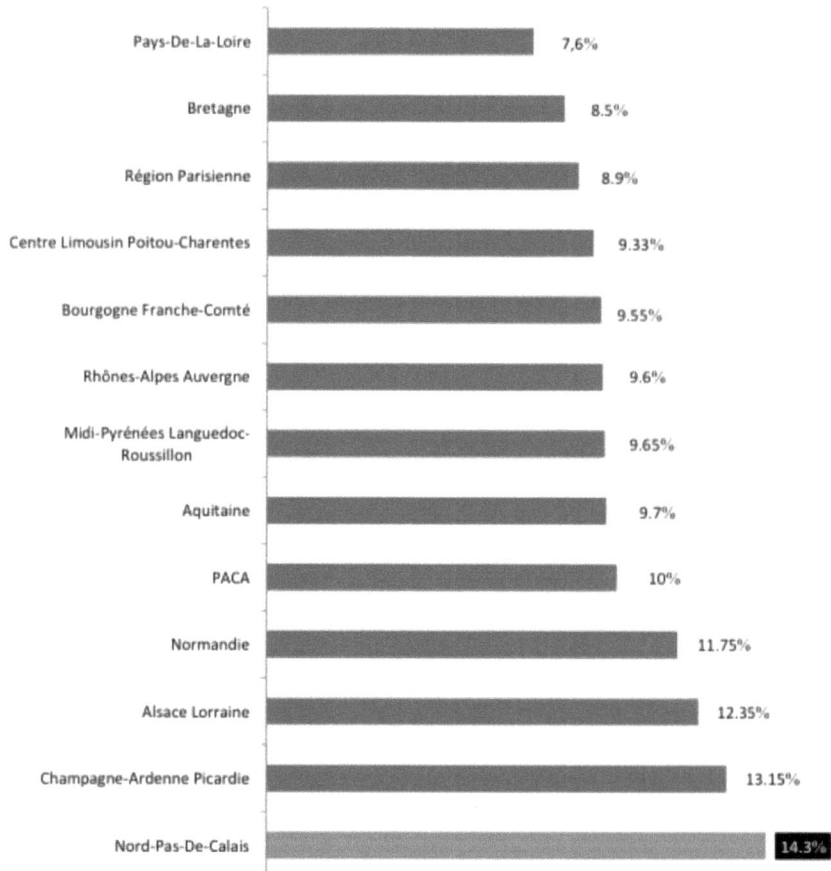

Figure 8 b: *Récapitulatif du pourcentage de personnes obèses à travers les différentes régions (Source Obépi), en 2000*

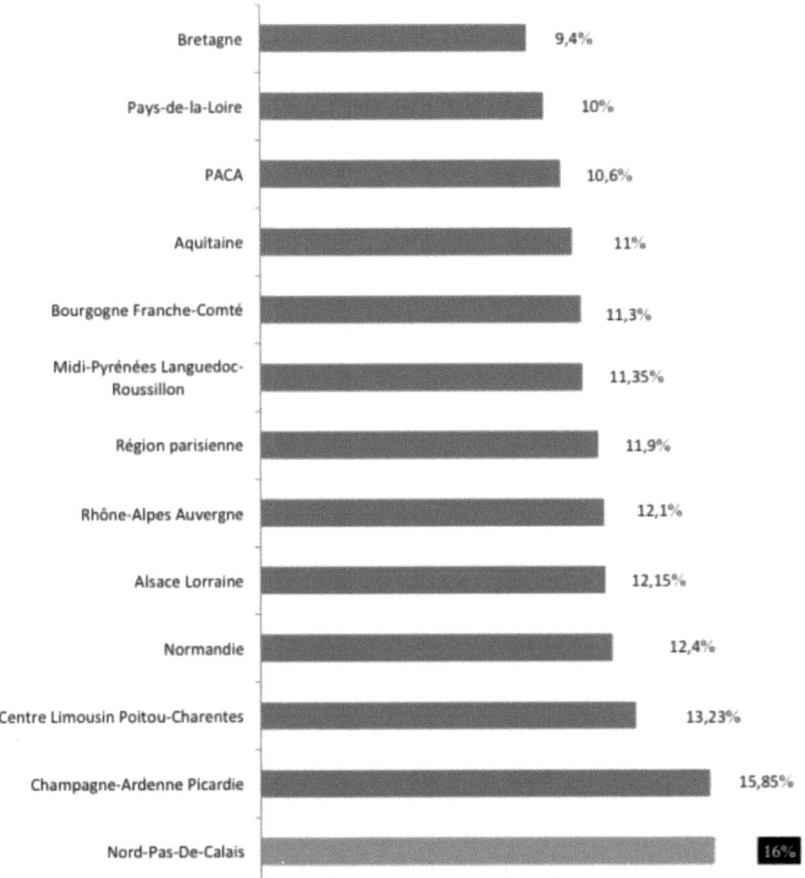

Figure 8 c: Récapitulatif du pourcentage de personnes obèses à travers les différentes régions (Source Obépi), en 2003

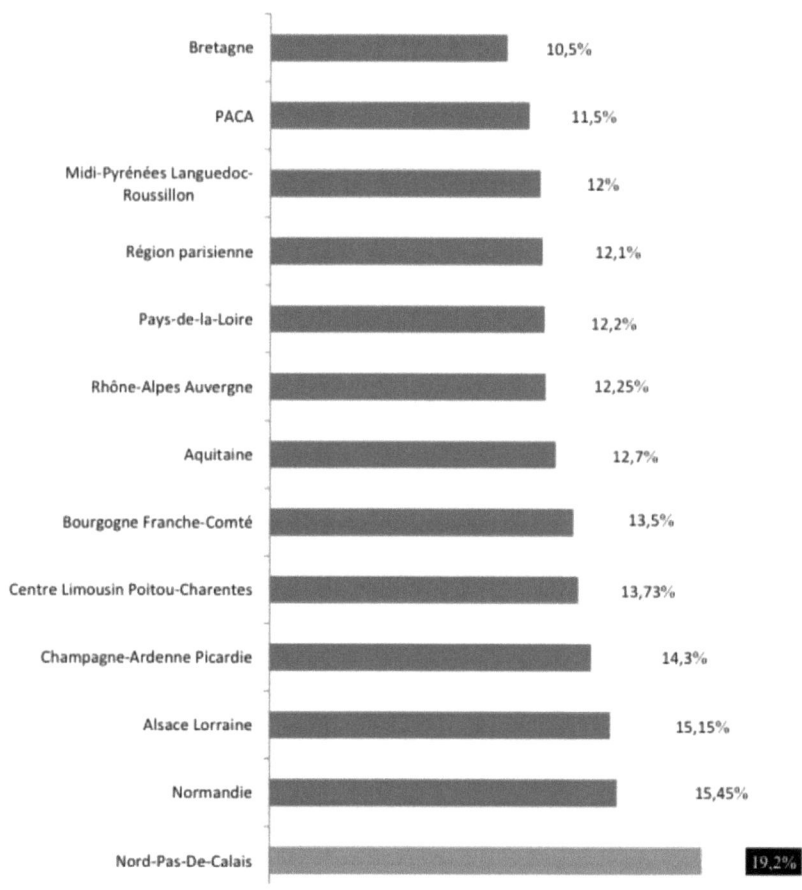

Figure 8 d: Récapitulatif du pourcentage de personnes obèses à travers les différentes régions (Source Obépi), en 2006

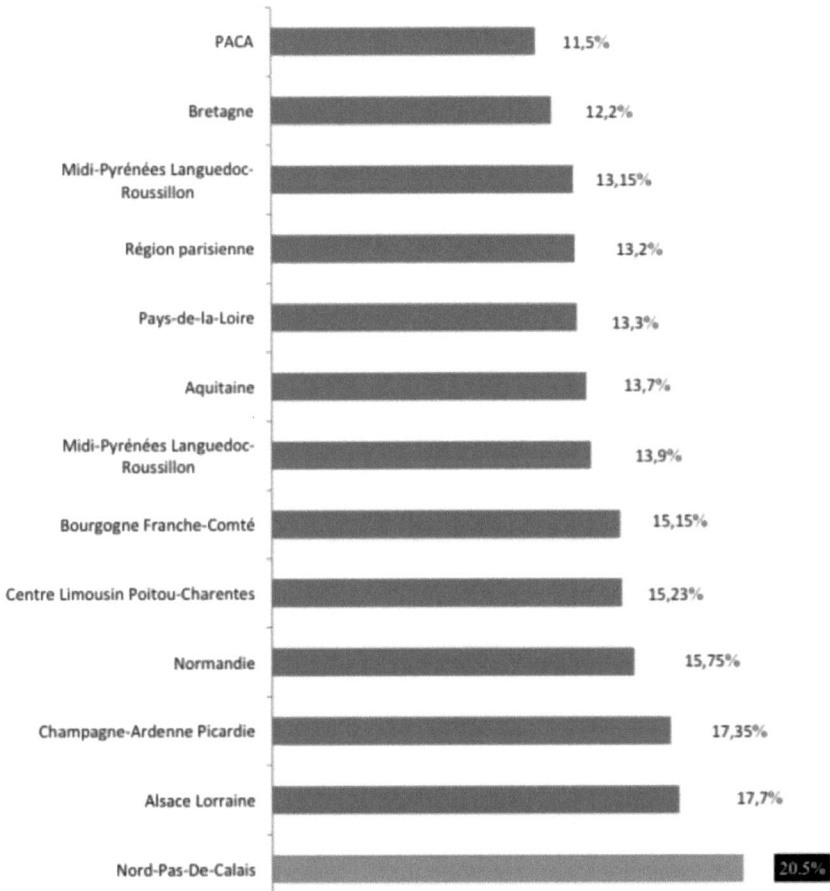

Figure 8 e : *Récapitulatif du pourcentage de personnes obèses à travers les différentes régions (Source Obépi), en 2009*

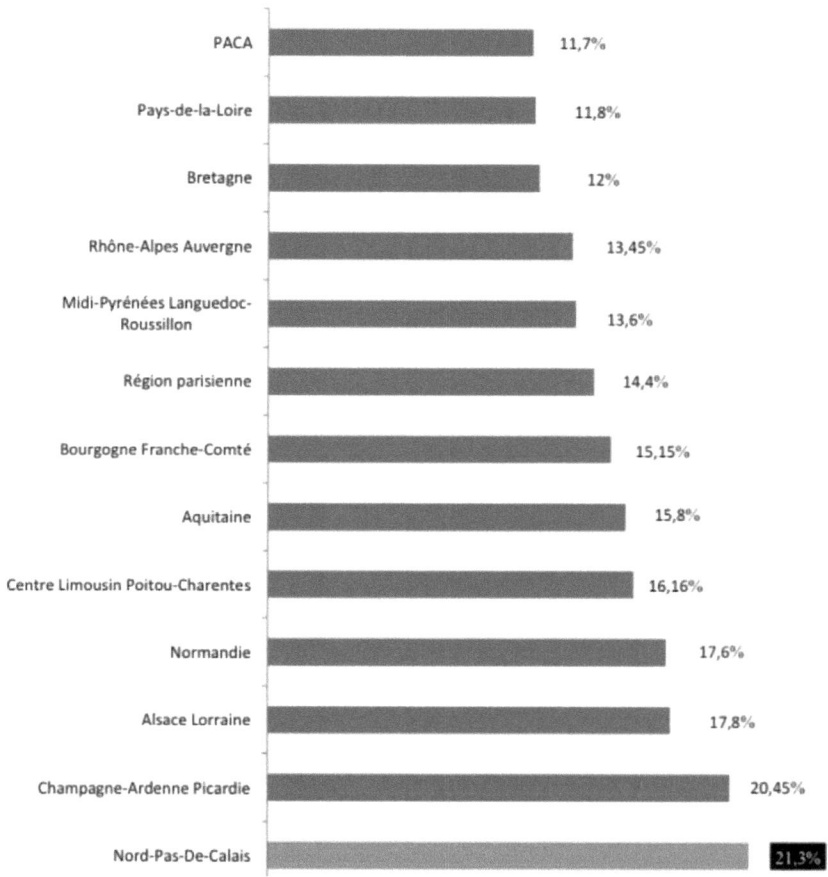

Figure 8 f: Récapitulatif du pourcentage de personnes obèses à travers les différentes régions (Source Obépi), en 2012

En 2012, les régions les moins touchées par l'obésité sont les régions Midi-Pyrénées (11,6%), PACA (11,7%) et Pays de la Loire (11,8%).

En résumé, on observe toujours un gradient décroissant Nord-Sud qui montre des disparités interrégionales mais aussi un croissant Est-Ouest : 18,6% en Alsace et 12,0% en Bretagne.

En ce qui concerne l'évolution globale de l'obésité entre 1997 et 2012 en France, on constate que les régions dans lesquelles la prévalence de l'obésité (en 1997) était inférieure à la moyenne nationale restent en-dessous de la moyenne également en 2012 (Bretagne, Pays de la Loire, Midi-Pyrénées, PACA, Région Parisienne et Rhône-Alpes).

Il y a une exception pour la Franche-Comté qui était en-dessous de la moyenne en 1997 mais qui en 2012 passe légèrement au-dessous de la moyenne.

La Franche-Comté, l'Alsace, la Champagne-Ardenne et la Région Parisienne connaissent les plus fortes augmentations en 15 ans.

I.3. Les facteurs de risques

Pendant longtemps, l'obésité a été considérée comme le résultat d'une simple hyperphagie entraînant un bilan énergétique positif, donc une augmentation de masse grasse.

Aujourd'hui la preuve est faite que nous ne sommes pas tous égaux devant la prise de poids.

I.3.1. Facteurs psychologiques

Il existe un lien épidémiologique évident entre les troubles du comportement alimentaire et les conduites addictives.

On estime que la prévalence des addictions est double chez les sujets ayant des troubles du comportement alimentaire. La personne obèse répond à la fois à une dépendance physique et psychologique à la nourriture mais aussi à l'impossibilité d'arrêter même en cas de conséquences médicales, sociales et familiales sur sa santé. De nombreux épisodes de rechutes avec un effet appelé « yoyo » sont observés. Les co-occurrences psychiatriques sont fréquentes et il n'est pas rare de voir en clinique un patient affecté par plusieurs troubles psychiatriques.

- Bon mangeur (en quantité)
- Grignoteur
- Boulimique : affection psychiatrique suivie ou non de vomissements avec des épisodes compulsifs incontrôlés

- Le « syndrome d'hyperphagie incontrôlée » ou Binge-eating disorder: consommation en un temps donné d'une quantité d'aliments supérieure à celle que la majorité des individus consomment dans le même temps avec un sentiment de perte de contrôle. L'hyperphagie incontrôlée est la perte de contrôle qui entraine une prise alimentaire rapide jusqu'à l'obtention d'un sentiment de « remplissage désagréable ». On estime à 2%, la prévalence dans la population générale et à 40% chez les personnes souffrant d'obésité. Pour diagnostiquer cette affection, les critères sont un minimum de 2 crises par semaine pendant 6 mois. Il n'y a pas de comportement compensatoire.
- Appétit insatiable ou craving : urgence intense, besoin pressant d'obtenir une substance pas forcément alimentaire (par exemple le tabac). Il s'observe le plus souvent chez les femmes qui suivent un régime et qui ont un sentiment de restriction et qui continuent de prendre du poids.

Facteurs déclenchants :

Obésités récentes	Obésités anciennes
- Grossesse	- Puberté
- Sevrage tabagique	- Divorce des parents
- Arrêt du sport	- Difficultés familiales
- Changement de mode de vie (mariage, chômage, vie en couple, divorce, retraite, décès...)	- Difficultés professionnelles

L'augmentation du tissu adipeux peut résulter de l'augmentation	
Du volume des adipocytes : Obésité hypertrophique	Du nombre des adipocytes : Obésité hyperplasique
Apparition à l'âge adulte et reposent sur des facteurs alimentaires	Apparition très tôt dans la vie. Le rôle de la suralimentation semble déterminant ainsi que les facteurs héréditaires.
Sous régime restrictif par rapport aux apports spontanés, les pertes de poids	

s'accompagnent d'une réduction de volume des cellules sans modification de leur nombre.

I.3.2. Les obésités secondaires

- *Syndromes génétiques*

L'obésité liée à l'hérédité peut être schématisée de deux façons :

L'obésité monogénique où la mutation d'un seul gène est responsable de la maladie. Ce sont des obésités rares qui commencent pour la plupart dans l'enfance.

L'obésité polygénique où il existe plusieurs variantes génétiques du génome. Ces obésités se retrouvent dans un environnement à risque. Il est à noter que la variation individuelle d'un seul gène comporte peu se signification en terme pondéral. Le cumul des mutations et leurs collaborations ainsi que les facteurs environnementaux prédisposant sont la clé de la maladie.

Plusieurs syndromes d'obésité génétique peuvent être relevés :

Déficit en Leptine :

La leptine joue un rôle dans l'état de satiété. En cas de déficit du à une mutation du gène LEP, on assiste à des syndromes comme l'hypogonadisme, des infections fréquentes associés à une obésité sévère précoce. Le traitement consistant à l'injection sous cutané de leptine permet la régression de l'hyperphagie de 80%, la régression de la sensation de faim et la reprise de la croissance pubertaire.

Déficit au récepteur à la Leptine (LEPR deficiency) :

Il est diagnostiqué notamment avec un hypogonadisme associé à une obésité sévère infantile. Des cas de polymorphisme du gène des récepteurs à la Leptine sont aussi décris, indiquant la possibilité selon le variant d'avoir une résistance aux régimes diététiques.

Déficit en POMC :

L'obésité est associée à une hypopigmentation et un déficit en ACTH.

Déficit en PCSK 1/3 :

On peut diagnostiqué cette affection sur ces hypoglycémies postprandiales à répétition, un hypogonadisme et une élévation dans le plasma de la proinsuline.

Déficits en BDNF, en TrkB :

L'obésité sévère précoce est diagnostiquée avec une hyperactivité associée à une mauvaise mémorisation et à des sensations de douleurs anormales.

Déficit en BBS :

Les patients affectés présentent souvent une polydactylie complétée par une dystrophie rétinienne, un hypogonadisme et des anomalies rénales et du développement.

Syndrome d'Alström :

Le gène affecté est le gène ALMS1, il est diagnostiqué par une photophobie accrue, un nystagmus, des problèmes ophtalmiques mais aussi par une insulinorésistance.

Syndrome de Prader-Willi :

Le syndrome de Prader-Willi est dû à une anomalie génétique dans une région particulière du chromosome 15. Normalement, chaque individu possède deux chromosomes 15 dont l'un provient du père et l'autre de la mère. Sur chacun de ces chromosomes sont inscrits plusieurs centaines de gênes.
La plupart du temps les copies d'origine paternelle et maternelle d'un même gène sont équivalentes.

La région chromosomique défectueuse présente une particularité : seule la copie paternelle va normalement s'exprimer ; les gènes provenant du chromosome 15 maternel sont silencieux, ils ne sont pas fonctionnels. Cette région est dite « soumise » à l'empreinte génomique parentale.

Dans le syndrome de Prader-Willi, les gènes paternels de cette région sont indispensables puisque les gènes maternels ne s'expriment normalement pas, sont absents ou ne fonctionnent pas. Cette maladie génétique touche environ un nouveau-né sur 20 000 naissances.

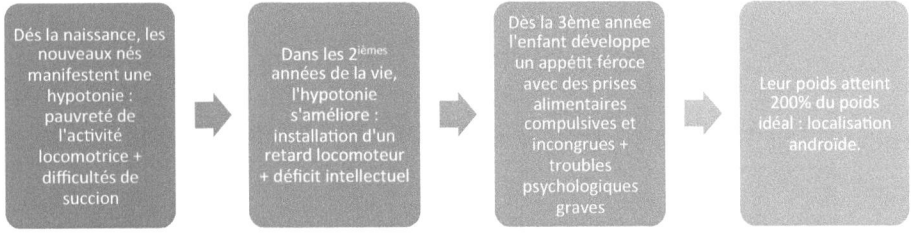

- *D'origine hypothalamique*

Les études montrent que les lésions au niveau de l'hypothalamus conduisent à une hyperphagie (tumeur, traumatisme, chirurgie...)

- *D'origine endocrinienne*
    - Hypothyroïdie
    - Syndrome de Cushing
    - Syndrome des ovaires polykystiques
    - Tumeur hypophysaire
    - Déficit de l'hormone de croissance
    - Insulinome...
- *D'origine neurobiologique*

Le circuit neurologique de la récompense définit perpétuellement notre satisfaction physique et psychique. Les neuromédiateurs que sont la dopamine, la sérotonine, et les endorphines régulent respectivement le plaisir, l'humeur et le bien-être de l'individu. Dans le cas de l'obésité la réponse hédonique, à une stimulation exogène que constitue le sucre et/ou le gras est augmentée. On assiste à une réorganisation neurobiologique, à une plus grande tolérance et à des sensations de manque du cerveau.

En ce qui concerne la dopamine, il y a une diminution de la sensibilité à celle-ci dans le système central de la récompense. Les récepteurs type D2 sont en diminution lors de l'augmentation de l'IMC. Une similarité existe en imagerie cérébrale montrant une dysrégulation dans le cortex préfrontal tant dans l'usage de drogues que dans les troubles alimentaires favorisant l'obésité. Chez le rat des expériences ont montré un plus grand syndrome de manque lors d'un sevrage lipoglucidique que pour la cocaïne.

I.4. Comorbidités de l'obésité

L'obésité va engendrer de nombreuses complications, c'est un facteur de risque de mortalité, qui est d'autant plus important si l'individu a été obèse jeune (*Figure 9*). Les principales complications sont les suivantes (8-Berrington de Gonzales), (30-Mokdad), (46-Whitlock).

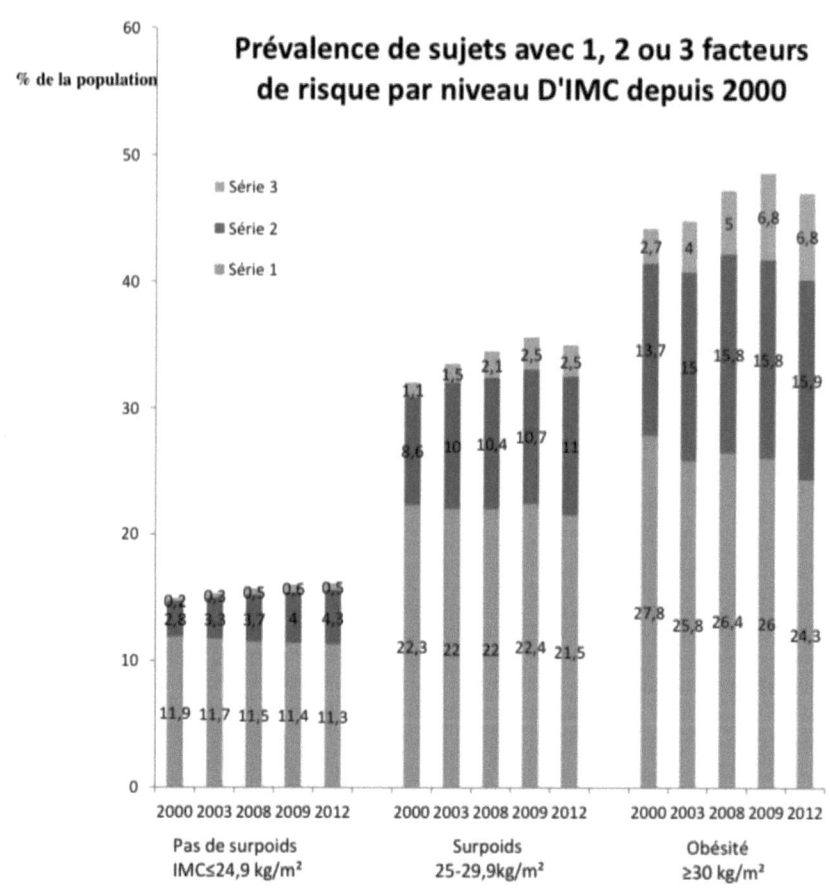

Figure 9 : Prévalence des sujets avec 1, 2, 3 facteurs de risque par niveau d'IMC depuis l'an 2000.

I.4.1. Complications métaboliques

L'obésité n'est pas associée à des risques similaires selon que la disposition adipocytaire soit sous cutanée ou viscérale (ectopique). L'obésité sous cutanée détient une fonction de stockage important, une insulino-sensibilité identique à un individu non obèse et peu de maladies métaboliques. L'obésité viscérale et ectopique (hépatique et musculaire) est souvent une obésité modérée, il existe une insulino-résistance précoce et une incidence importante du diabète de type 2.

- **le diabète (*Figure 10*)** : Le diabète de type 2 est diagnostiqué par les symptômes de polyuro-polydipsie, un amaigrissement et une glycémie à tout moment de la journée supérieure à 2,00 g/l. On peut aussi réaliser un test de charge orale en glucose appelé HGPO, 75g, la glycémie est ainsi supérieure à 2,00 g/l, 2 heures après l'ingestion du sucre. Une autre mesure consiste à mesurer la glycémie à jeun qui doit être supérieure à 1,26g/L sur deux dosages distincts pour valider le diagnostic. En ce qui concerne la glycémie anormale à jeun les valeurs se situent entre 1,00 et 1,25g/L. Pour l'intolérance au glucose, après HGPO, 75g, les valeurs se sont relevées entre 1, 40 et 1,99 g/L. L'obésité favorise le diabète par le biais de la résistance tissulaire à l'insuline qui à son tour va favoriser l'hyperinsulinisme. L'amaigrissement permet le rétablissement d'une insulinosécrétion normale. Notons que 12% de la population obèse est diabétique de type 2. Une augmentation de 10% de l'IMC induit une insulinosensibilité réduite de 25%.

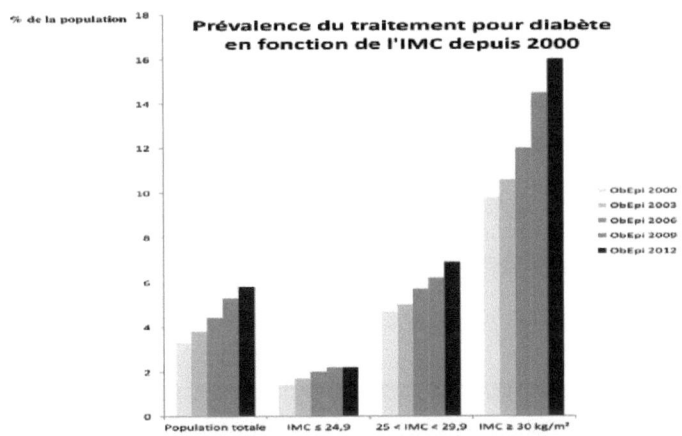

Figure 10 : *Prévalence du traitement pour le diabète en fonction de l'IMC depuis 2000.*

- **les dyslipidémies (*Figure 11*)** : Elles sont définies par une élévation du taux plasmatique du cholestérol LDL qui est le « mauvais cholestérol » et des triglycérides accompagnées d'une diminution du cholestérol HDL, le « bon cholestérol ». Ces dyslipidémies vont subvenir précocement dans l'histoire de la maladie cependant elles répondent très bien au traitement diététique. Notons que l'insulinorésistance induit la synthèse hépatique de VLDL, une diminution des HDL et une augmentation des LDL petites qui sont très athérogènes.

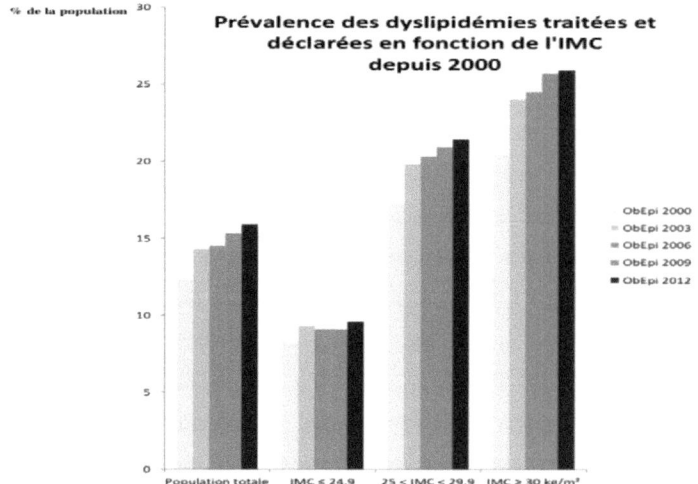

- *Figure 11 : Prévalence du traitement pour les dyslipidémies en fonction de l'IMC depuis 2000.*

- **Le Syndrome Métabolique** : Selon l'ATP III, le syndrome métabolique (SM) se définit quand au moins 3 des critères suivants sont détectés chez un patient :

Tour de taille supérieur à 102 cm chez l'homme et 88 cm chez la femme.

Triglycérides supérieurs à 1,49 g/l

Tension artérielle supérieure ou égale à 130/85

HDL cholestérol inférieur à 0,40 g/l chez l'homme et 0,5 g/l chez la femme

Glycémie à jeun supérieure à 1 g/l.

Le syndrome métabolique augmente les risques cardiovasculaires d'ischémie coronaire et de maladies cardiovasculaires. Sans diabète diagnostiqué, le SM multiplie par 2,8 les risques cardiovasculaires. En cas de présence de diabète initial, ce même risque est multiplié par 5.

I.4.2. Complications cardiovasculaires

Le pronostic vital d'une personne obèse est dominé par les complications du système cardiovasculaire. La prévalence chez une personne obèse de toutes ces complications est de 37% contre 10% chez une personne ayant un IMC inférieur à 25 Kg/M2 (*Figure 12*). Pour palier à un manque de perfusion tissulaire, on assiste à une augmentation de la volémie avec stimulation du système rénine-angiotensine-aldostérone et du débit cardiaque.

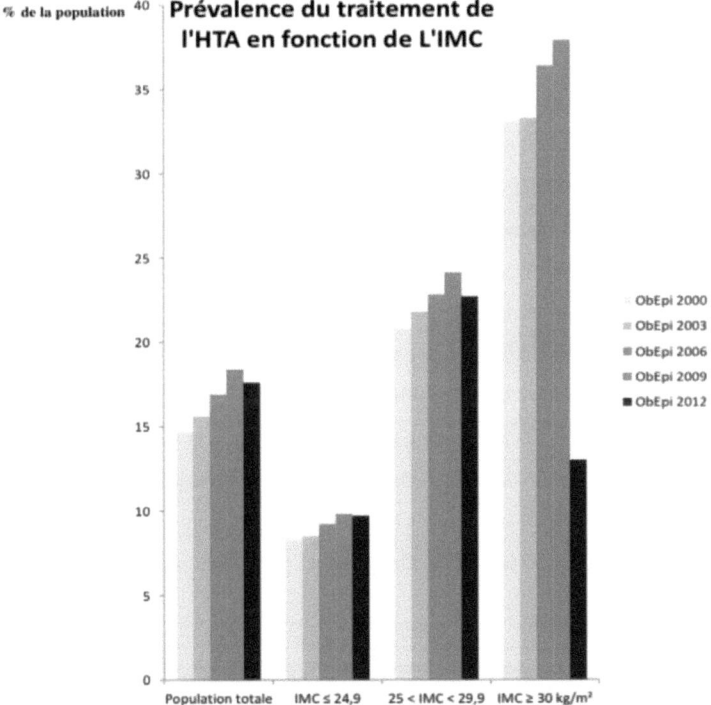

- *Figure 12 : Prévalence du traitement pour l'Hypertension artérielle (HTA) en fonction de l'IMC depuis 2000.*

- **l'athérosclérose** : Elle associe l'épaississement de la paroi des grosses artères et leur obstruction par des plaques d'athérome qui peut engendrer des Accidents Vasculaires Cérébraux (AVC) et d'autres complications.

- **l'Hypertension Artérielle** (HTA) : elle correspond à une pression artérielle dans le système aortique supérieur à 140/90 mmHg qui est considérée comme anormale. Cette hypertension constitue un facteur de risque pour l'apparition de manifestations ischémiques (cardiaques, cérébrales, etc.) mais aussi d'hyperinsulinisme et de syndrome d'apnée du sommeil.

- **l'insuffisance cardiaque (IC)** : Il existe 2 types d'insuffisances soit gauche appelée Cardiomyopathie de l'obèse, soit droite associée à des complications respiratoires. Les risques d'IC gauche augmente d'environ 6% par augmentation d'un point d'IMC. Le diagnostic est souvent compliqué avec une dyspnée physiologique et une échogénicité. Les mécanismes sont une augmentation de la précharge et de la postcharge (HTA et action du système sympathique). Des modifications structurelles ont une action sur le cycle cardiaque. Il existe une réversibilité possible grâce à l'amaigrissement. L'IC gauche protège de la cachexie mais avec un risque de mort subite non négligeable. L'IC droite est associée aux complications respiratoires comme le SAOS ou l'hypoventilation alvéolaire. En général les ICs peuvent survenir suite à une cardiopathie ischémique ou à l'HTA. En effet, chaque augmentation d'un point d'IMC est associée à une augmentation du risque de développer une insuffisance cardiaque de 5 % chez l'homme et de 7 % chez la femme. Il existe un paradoxe : l'obésité agit à la fois comme un facteur favorisant la survenue d'une insuffisance cardiaque, mais est également un facteur de protection une fois la maladie constituée.
Assurément, les patients en surpoids ou obèses atteints d'une insuffisance cardiaque ont un meilleur pronostic en termes de survie que les personnes non obèses.

- **les troubles veineux** : Ils sont dus à la compression par les tissus adipeux des cuisses et de l'abdomen sur les veines. Le plus souvent, il s'agit de varices et/ou de phlébites. L'obésité est un facteur de risque indépendant de maladie thrombo-embolique veineuse avec un risque de 1,7 si l'IMC est supérieur à 25 kg/m^2 et de 2,4 l'IMC est supérieur à 30 kg/m^2. Chez l'homme, l'obésité abdominale est également considérée comme un facteur de risque indépendant de maladie thrombo-embolique.

I.4.3. Complications mécaniques

- **les complications respiratoires** : Les complications respiratoires affectent à la fois les voies aériennes supérieures, inférieures et distales mais aussi le parenchyme et les vaisseaux. Le Syndrome d'Apnées Obstructives du Sommeil (SAOS) se caractérise par l'arrêt momentané de la respiration au cours du sommeil, le plus souvent du fait de l'obstruction complète ou partielle des voies respiratoires supérieures. Cette pathologie, même dans sa forme modérée, est associée à une somnolence, des troubles de l'attention et une altération de la qualité de vie. L'asthme est aussi présent dans l'obésité du à une inflammation faiblement corticosensible. La corticothérapie qui s'en suit induit une sédentarité, une rétention hydrique, du diabète et de l'appétit, renforçant ainsi l'obésité.

- **les complications ostéoarticulaires** : Le cartilage articulaire est un tissu composé de cellules, les chondrocytes mais aussi d'une matrice extracellulaire et ne possède pas de vascularisation. L'arthrose due à la surcharge pondérale s'exerce constamment sur les articulations et finit par en réduire le cartilage. Le cartilage arthrosique est la résultante d'une apoptose des chondrocytes, d'une mauvaise synthèse de matrice extracellulaire associées à la dégradation accrue de la matrice. Il existe une corrélation indiscutable entre l'obésité et la gonarthrose, notamment entre l'IMC et la gonarthrose. Ainsi le risque de gonarthrose est majoré de 15 % pour chaque augmentation d'une unité d'IMC. Les patients peuvent aussi ressentir des douleurs vertébrales et avoir un développement majeur et précoce de spondylolisthésis à prédominance lombaires par modification de la statique vertébrale. Le recours à la prothèse est plus précoce pour un obèse mais aussi le remplacement du dispositif médical. L'arthrose est aussi associée au syndrome métabolique, avec une augmentation du syndrome en cas de présence.

En revanche, l'obésité possède un rôle protecteur vis à vis des os par le stimuli mécanique qu'elle produit mais aussi par la transformation des androgènes en oestrogènes favorisant la formation osseuse par les ostéoblaste et inhibant la résorption osseuse par les ostéoclastes. Il est bon de noter qu'il y a plus de fractures des chevilles et des jambes (articulations portantes) mais moins de fracture du poignet et de hanche dans une population obèse par rapport à une population de poids sain.

I.4.4. Autres complications

- **les complications cutanées** : L'obésité peut être la cause de problèmes dermatologiques spécifiques. On retrouve les mycoses des plis, la mycose est le développement en quantité anormale de champignons à la surface de la peau ; l'obésité, par des mécanismes de macération, est plus fréquemment la cause de candidose des grands plis sous-mammaires, aisselles, plis abdominaux, inguinaux, inter fessiers). On peut aussi retrouver de l'acné, de la cellulite, de l'hyperhidrose, des vergetures, etc.

- **les complications psychologiques** : elles sont liées au regard des autres, refus de son image, isolement, repli sur soi, culpabilisation pour manque de volonté, perte de confiance en soi (23-Hunger), (24-Keating), (26-Larsson).

- **la carcinogenèse** : les données disponibles sont en faveur d'une relation linéaire entre l'augmentation de l'adiposité et la survenue de cancers. En effet, il existe des preuves convaincantes de l'association entre l'excès de poids et l'adénocarcinome de l'œsophage, le cancer du pancréas, du côlon et du rectum, du sein chez la femme ménopausée, de l'utérus, de la vésicule biliaire, du foie et possiblement d'autres cancers. Une augmentation de l'IMC de 5 kg/m2 s'accompagnerait d'une augmentation de 10 à 60 % du risque de nouveaux cas pour une majorité des cancers. On observe aussi une augmentation des risques de survenue d'oncogenèse notamment du colon-rectum, de l'oesophage, du rein, du pancréas, du foie, des ovaires, du col de l'utérus, de l'endomètre, de la prostate, avec des taux plus élevés respectivement de 52% et 62% chez l'homme et chez la femme (11-Calle).

- **Les complications gynécologiques et obstétriques** : Le Syndrome des ovaires polykystiques (SOPK) est un déséquilibre hormonal chez les femmes qui se traduit par des cycles menstruels irréguliers avec des règles peu abondantes ou absentes, des acnés persistantes et une pilosité importante (hirsutisme). Tous ces symptômes ne sont pas toujours présents, ce qui rend le diagnostic assez difficile. L'obésité est un facteur de risque de dysfonctionnements menstruels tel que l'aménorrhée qui est due à l'excès de cellules adipeuses, lesquelles interfèrent avec le processus d'ovulation. Ce risque de règles irrégulières dépend du degré d'obésité. La fréquence des cas d'irrégularité des règles et d'aménorrhées double avec chaque augmentation du degré d'obésité. L'obésité constitue un risque majeur de stérilité chez la femme. Les avortements spontanés sont plus fréquents et plus précoces et la mortalité fœtale et néonatale est plus importante. Il est reconnu aussi un taux plus élevé de césarienne et des cas de macrosomie en rapport avec l'IMC.

- **les Hépatites Non Alcooliques Stéatosiques** (NASH) : qui représente une lésion des cellules du foie. Sa fréquence est liée à l'excès de poids et pour environ un tiers des patients le risque de la NASH est une évolution possible vers la fibrose, la cirrhose et peut favoriser l'apparition d'un carcinome hépato-cellulaire.

- **les complications sexuelles** : On peut classé les troubles sexuels en 3 catégories :

Les troubles sexuels primaires que sont les troubles de l'érection, de lubrification, d'éjaculation et de la libido primaire.

Les troubles sexuels dis secondaires qui altèrent indirectement la sexualité, la fatigue, les troubles urinaires, intestinaux, les effets secondaires des médicaments, la faiblesse musculaire et l'anatomie. Les troubles sexuels tertiaires comme l'estime de soi, l'humeur, l'isolement social, l'image corporelle... L'obésité induit certaines particularités dans la vie sexuelle car elle handicape les mouvements et les sensations. Ces complications sont le fruit de facteurs vasculaires, psychologiques, anatomiques et hormonaux. Dans les cas de syndromes métaboliques très présents dans l'obésité, on constate une diminution de la testostéronémie et des fonctions cardiovasculaires (dysfonction endothéliale) qui conduisent à une diminution de la fonction érectile. Dans l'obésité, on observe un taux élevé d'insuline, de leptine et d'oetrogène et un dérèglement du système GnRH hypothalamique. Ceci entraine une altération de sécrétion de LH et un hypogonadisme favorisant à son tour une insulinorésistance et l'augmentation de la graisse viscérale. L'insuffisance érectile est une source de souffrance chez l'individu et son partenaire. Les hommes présentant ces symptômes ont un score de santé générale, sociale, mentale diminués avec un risque accru de dépression. La prise en charge des patients est pluridisciplinaire comme par exemple avec un implant pénien pour corriger le possible enfouicement de la verge ou l'androgénothérapie. Les moyens non médicamenteux pour corriger les désordres sexuels peuvent être la perte de poids, l'exercice physique (rétablissement de la fonction endothéliale), l'arrêt du tabac et un régime riche en fibre (diminution de l'insuline). Par la Pharmacie, on dispose de médicaments comme le Viagra, le Cialis ou de pompes intracaverneuses comme Edex et Caverjet présentant néanmoins des difficultés de visibilité et d'accessibilité.

I.5 Mesures de la dépense énergétique

I.4.5. Métabolisme basal (MB)

La dépense énergétique basale (calculée en Kcal ou KJ) est considérée en dehors de tout effort, au repos physique, digestif et mental, dans les conditions de confort thermique et en dehors de toute pathologie.

Les méthodes utilisées sont des méthodes de mesure (calorimétrique) ou des méthodes estimatives (formules et équations).

- *Calorimétrie :*

    • Directe : elle mesure la quantité d'énergie thermique dégagée par un corps placé dans des enceintes isolantes. Cette technique est coûteuse et est réservée aux centres de recherches spécialisés.

    • Indirecte : elle est basée sur la thermochimie respiratoire, qui mesure la dépense énergétique à partir de la consommation d'oxygène. On peut considérer grossièrement que la quantité d'énergie libérée par litre d'oxygène consommée est de 4,82 Kcal. Mais ce coefficient varie selon le type de substrat considéré : lipides, glucides ou protéines.

- *Estimation par les formules :*

    • Méthode de Fick : La méthode de Fick, souvent couplée avec la calorimétrie indirecte, consiste à apprécier la dépense énergétique basale à partir du débit cardiaque et de la saturation en oxygène du sang artériel et veineux en début et à la fin de la période considérée.

    • Formule de Harris et Benedict : cette formule prend en compte l'âge en années (A), le sexe, le poids en kilogrammes (P) et la taille en mètres (T) :

> Homme : MB = 66,5 + (13,75 x P) + (500 x T) – (6,75 x A)
>
> Femme : MB = 655,1 + (9,56 x P) + (185 x T) – (4,68 x A)

- **Formule de Black** : La formule de Black est la dernière en date des formules retenues pour le calcul des Apports Nutritionnels Conseillés (ANC) :

$$\text{Homme : MB} = 1{,}083 \times P^{0{,}48} \times T^{0{,}50} \times A^{-0{,}13}$$

$$\text{Femme : MB} = 0{,}963 \times P^{0{,}48} \times T^{0{,}50} \times A^{-0{,}13}$$

I.4.6. Dépense énergétique quotidienne ou journalière (DEJ)

Les dépenses (à partir de celles du métabolisme basal) sont dues :
- à l'effort digestif (10 % des dépenses énergétiques) ; la plus importante dépense est liée à la digestion des protéines, suivie de celles des lipides et celle de glucides ;
- à la thermorégulation (maintien d'une température corporelle stable). Cette dépense représente 10 à 20 % de la dépense énergétique totale et peut atteindre 30 % lors d'exposition prolongée au froid ;
- au travail physique (30 à 35 %). On distingue ainsi :
  - travail léger (2 à 4,5 kcal/min) : bureau, ménage, conduite, etc. ;
  - travail modéré (5 à 7,5 kcal/min) : danse, tennis, vélo, etc. ;
  - travail pénible (8 à 10 kcal/min) : foot, bucheron, natation, etc.

L'appréciation de la dépense énergétique journalière tient compte du métabolisme de base, des dépenses énergétiques provoquées par l'activité physique. Les dépenses liées à l'activité physique peuvent être appréciées par le facteur d'activité, le niveau d'activité physique ou le facteur maladie.

Facteur d'activité (FA) :
- activité légère : FA = 1,3 à 1,5
- activité modérée : FA = 1,6 à 1,8
- activité intense : FA = 1,9 à 2,1

Niveau d'activité physique (NAP) :

Catégories	NAP (Indice)	Activités
catégorie A	1	sommeil, repos allongé
catégorie B	1,5	activité assise telle que la télévision, ordinateur, lecture...
catégorie C	2,2	activité debout telle que la toilette, la cuisine...
catégorie D	3	activité professionnelle manuelle moyenne pour la femme : marche, jardinage, gymnastique...
catégorie E	3,5	activité professionnelle intense pour l'homme : maçonnerie, jardinage...
catégorie F	5	sport, activité très intense (terrassement, forestier)

***Tableau 2** : Représentation des catégories d'activité physique.*

Le principe de NAP est d'apprécier l'activité par semaine et de la rapporter ensuite en heures par jour (**Tableau 2**).

Facteur maladie (FM) :

Le facteur maladie permet de prendre en compte l'augmentation des besoins énergétiques liée à une maladie, à un acte chirurgical, à une situation stressante, une fièvre etc. Sa valeur est comprise entre 1,1 et 1,6.

II. La nutrition et la diététique

II.1. Les fondamentaux de l'alimentation

Une alimentation équilibrée est une adaptation harmonieuse entre les différents nutriments : lipides, glucides et protides. Mais c'est aussi un apport suffisant en vitamines et oligo-éléments. Dans la nutrition, on retrouve 7 groupes d'aliments qui sont classés par fréquence de consommation.

II.1.1. Les groupes d'aliments

Groupes d'aliments	Composants	Éléments énergétiques	Élément non énergétiques	Fréquence de consommation idéale
Boissons	Eau, thé, café, infusion, lait, jus de fruits...		-minéraux (variables selon l'origine de l'eau)	Environ 1,5 L par jour
Céréales et dérivés	Pain, riz, pâtes, semoule, blé, pommes de terre, lentilles, haricots blancs, pois chiches, fèves, maïs...	- glucides complexes (amidon) - protéines végétales	- vitamine B - fibres - minéraux (potassium)	À chaque repas, les préférer sous forme complète
Fruits et légumes	Pommes, oranges, prunes, poivrons, courgettes, endives, brocolis, carottes...	- glucides simples variés (fructose, glucoses..)	- vitamines C, A, B - fibres - minéraux (potassium) - eau	Au moins 5 portions par jours (soit environ 400 g par jour)
Lait et produits laitiers	Fromages, yaourts, lait...	- protéines animales - lipides animaux	-vitamines A, D, B -minéraux (phosphore et calcium)	3 fois par jour
Viandes, Poissons et Œufs	Volaille, bœuf, jambon blanc, œufs, poissons et produits de la pêche...	-protéines animales -lipides animaux	- vitamines A, D et B12 - viande : fer	1 à 2 fois par jour
Matières Grasses	Huiles, beurres, margarines, saindoux, la crème...	- lipides animaux - lipides végétaux	- vitamines A, D et E	Limiter la consommation
Sucre et produits sucrés	Confitures, chocolats, sucre, pâtisseries, bonbons, miels...	- sucres rapides		Limiter la consommation

En plus des différents groupes d'aliments ci-dessus, deux autres points sont majeurs :

- **la consommation de sel :** le sodium contenu dans le sel joue un rôle important pour l'organisme de l'Homme, cet électrolyte aide à répartir l'eau dans le corps, à réguler la pression et le volume sanguin et il est essentiel au bon fonctionnement des muscles et du cœur. Cependant sa consommation est à limiter car elle entraîne des effets négatifs sur la santé notamment en augmentant la tension artérielle et à terme des risques de maladies cardiovasculaires. Les aliments riches en sel sont les suivant : les fromages, les charcuteries, les plats préparés, les bouillons culinaires, les biscuits d'apéritifs...

- **l'activité physique :** celle-ci aide à la stabilisation voire à la perte de poids. Il faut différencier activité physique et activité sportive, cette dernière comprend la compétition, la recherche de résultat, elle est en générale plus intense. Pour la santé, il est recommandé de pratiquer l'équivalent d'au moins 30 minutes de marche rapide par jour (au moins 1 heure pour les enfants et adolescents). En effet, les personnes pratiquant une activité physique régulière sont généralement moins exposées à l'obésité, aux accidents cardiaques et aux cancers que les autres. En bougeant, on améliore sa condition physique et on reste en forme. Bouger plus, c'est donc mettre toutes les chances de son côté pour améliorer sa qualité de vie.

Quelques exemples : descendre 1 à 2 arrêts de tram/bus/métro avant sa destination, préférer prendre les escaliers plutôt que les escalators et les ascenseurs.

En ce qui concerne les produits sucrés et la matière grasse, ils sont à rajouter au cours de ces différents repas mais de façon limitée pour un contrôle de l'apport d'énergie sur la journée.

Voici un exemple de repas équilibrés sur une journée :

Petit-déjeuner	Déjeuner et dîner
Produit laitier	Crudités (légumes crus ou fruits crus)
Boissons (infusion, thé, café)	Viande, poisson, œufs ou jambon blanc
Produit céréalier (pain, biscottes...)	Légumes cuits ou cuits et/ou
Fruits frais ou jus sans sucres ajoutés riche en pulpe	Féculents et/ou pain
Matière grasse contrôlée en quantité	Produit laitier
	Fruit cru ou cuit selon le mode de consommation du légume (crudités ou légume cuit)
	Boisson
	Matière grasse contrôlée en quantité

En ce qui concerne les produits sucrés et la matière grasse, ils sont à rajouter au cours de ces différents repas mais de façon limitée pour un contrôle de l'apport d'énergie sur la journée.

II.1.2. Les vitamines et minéraux

Les vitamines et les minéraux sont essentiels pour le bon fonctionnement de l'organisme, la croissance ainsi que les fonctions de reproduction : ils assurent le maintien de l'équilibre vital. Ces éléments ne sont pas synthétisés par l'Homme, ils doivent être obligatoirement apportés par l'alimentation. C'est pourquoi une carence en vitamine(s) et/ou en minéraux peut entraîner des troubles métaboliques plus ou moins graves. Les besoins varient en fonction de l'âge et du sexe des individus (12-Carip).

- **FER :**

✓ Sources : Abats, produits carnés, légumes et fruits secs, céréales.
✓ Signes de carences : Fatigue dès le réveil, baisse des performances physiques et intellectuelles, diminution de la résistance aux infections.
✓ Conseils : La vitamine C augmente l'absorption du fer, le fer de la viande rouge est celui qui est le mieux absorbé, les tanins (thé, café, vin, bière) diminuent l'absorption du fer.

- **CALCIUM :**

✓ Sources : Produits laitiers, eaux ≥ 150 mg de Calcium/L.
✓ Signes de carences : Fragilité osseuse, douleurs musculaires et osseuses, risque de fracture.
✓ Conseils : Le calcium doit être associé à un bon apport en vitamine D qui permet une meilleure absorption du calcium. Il est préconisé de consommer 3 produits laitiers par jour pour les adultes et 4 pour les femmes enceintes et/ou allaitantes, les enfants et les personnes âgées.

- **MAGNESIUM :**

✓ Sources : Cacao, légumes verts, céréales, eaux ≥ 50 mg de Magnésium/L.
✓ Signes de carences : Fatigues, troubles digestifs, crampes musculaires.
✓ Conseils : Le chocolat est l'aliment qui contient le plus de magnésium mais il est difficilement absorbé par l'organisme.

- **VITAMINE C :**

✓ Sources : Légumes et fruits frais : agrumes, cerises, cassis, épinard...
✓ Signes de carences : Fatigue importante, amaigrissement, déchaussement des dents, douleurs osseuses, diminution de la résistance aux infections.
✓ Conseils : Les fumeurs doivent augmenter leur consommation de vitamine C. Un aliment cru contient plus de vitamine C qu'un aliment cuit. Les jus de fruits pur jus et les jus dans des emballages opaques préservent mieux la vitamine C.

- **VITAMINE D :**

✓ Sources : Lumière du soleil, poissons gras (sardine, thon, maquereau), jaune d'œuf, foie, lait entier.
✓ Signes de carences : Douleurs musculaires et osseuses, fissure osseuse et diminution de la résistance aux infections.
✓ Conseils : Il suffit de 10 à 15 minutes d'exposition au soleil (avant bras nus) par jour pour transformer la vitamine D inactive en vitamine D active et couvrir ses besoins.

- **VITAMINE B1 :**

✓ Sources : Germes de blé, céréales complètes, fruits secs, lentilles, pois chiches, abats
✓ Signes de carences : Problèmes cardiaques, troubles neurologiques, amaigrissement, fatigue, troubles digestifs.
✓ Conseils : Cette vitamine est à surveiller dans les périodes de vomissements ou de diarrhées et durant un régime.

- **VITAMINE B9 :**
  - Sources : Foie, épinard, cresson, mâche, légumes verts, céréales complètes
  - Signes de carences : Fatigue importante, troubles de la croissance, troubles digestifs, inflammation de la bouche
  - Conseils : Cette vitamine est à surveiller lors de la grossesse.

- **VITAMINE B12 :**
  - Sources : Uniquement dans les aliments d'origine animale
  - Signes de carences : Fatigue, trouble de la sensibilité, fourmillements, mauvaise coordination des mouvements, douleurs musculaires.
  - Conseils : Cette vitamine est à surveiller chez les individus suivant un régime végétarien ou végétalien.

II.2. La diététique

II.2.1. Les règles hygiéno-diététiques

Le respect d'une bonne hygiène de vie et d'une hygiène alimentaire passe par quelques règles simples :

- ne pas « sauter » de repas, en effet le corps va se sentir en jeûne et stockera beaucoup plus lors du prochain repas ;

- se limiter à manger aux 3 repas principaux (si besoin une collation contrôlée de l'après-midi)

- bien mastiquer ; la digestion commence dans la bouche grâce aux sucs salivaires qui attaquent les aliments dans un premier temps ;

- éviter de manger devant un écran (télévision, ordinateur), le manque de concentration sur l'acte alimentaire entraîne souvent un mauvais repérage de la satiété et de ce fait la prise d'un repas trop copieux ;

- manger lentement, dans le calme, bien installé à une table et dans la convivialité ;

- éviter les grignotages au cours de la journée qui sont des sources d'apport d'énergie supplémentaire et qui contribuent à la prise de poids. De plus, ils vont dérégler votre rythme alimentaire et vous couper l'appétit des principaux repas ;

- préférer l'eau comme boisson pendant et en dehors des repas, boire au moins 1,5L d'au par jour ;

- éviter de se peser tous les jours, une fois par semaine suffit ;

- limiter la consommation des aliments à forte densité énergétique, riches en lipides ou en sucres ainsi que les boissons sucrées et alcoolisées ;
- diversifier les choix alimentaires en mangeant « de tout » ;
- dans la mesure du possible éviter de faire les courses avant les repas, car cela va vous inciter à acheter des produits qui se grignotent ;
- éviter de faire des régimes trop sélectifs ou trop restrictifs n'ayant qu'une efficacité de courte durée et pouvant conduire à des troubles de santé.

II.2.2. Le régime hypocalorique

Faire un régime comporte des risques biologiques et psychologiques, lorsqu'il n'y a pas de suivi médical. En effet, il n'y a pas de régime unique : les besoins sont différents selon l'âge, la perte de poids escomptée, l'activité physique et l'individu en lui-même.

Car même aujourd'hui le lien entre nutrition et santé n'est plus à démontrer, il est important de rappeler que se mettre au régime n'est pas sans conséquence. C'est pourquoi l'Agence Nationale de Sécurité Sanitaire (ANSES) recommande « d'être suivi par un médecin nutritionniste ou un diététicien ».

Tout amaigrissement est une entreprise de longue haleine, qui réclame d'immenses efforts et une surveillance de tous les instants. Il est nécessaire de mettre en place un régime adapté aux habitudes, goûts, activités, moyens financiers, milieu socio-culturel, religion du patient avec des objectifs réalisables : obtenir une réduction pondérale modérée mais viable.

- <u>Un travail à réaliser avant la prise en charge</u>

La réalisation d'une évaluation des consommations doit être menée avec perspicacité et bon sens. Elle doit évaluer l'Apport Energétique Total (AET) habituellement consommé ainsi que la répartition en nutriments. Cette évaluation sert aussi à mieux connaître le patient (***Figure 13***).

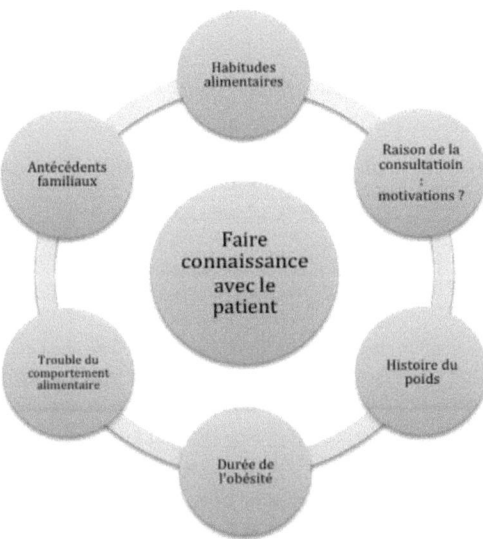

Figure 13: Schéma récapitulatif pour une meilleure connaissance du patient

Mise en place d'un régime amaigrissant ou hypocalorique

Pour induire une réduction pondérale il faut créer une rupture des habitudes alimentaires soit quantitative, soit qualitative, soit les deux. D'une manière générale, une modification quantitative correspond à un régime « restrictif », cependant nous préfèrerons parler de régime hypocalorique, ou de conseils alimentaires. Quand il s'agit d'une modification qualitative, l'impression vécue par le patient est différente mais une perturbation demeure. Ces régimes « restrictifs » sont équilibrés, ils doivent couvrir les besoins physiologiques du patient : tous les nutriments seront présents dans la ration mais dans des proportions différentes de celles que l'on applique à un individu normo-pondéral. L'importance est que le patient adhère, comprenne et accepte le régime.

Les objectifs pondéraux des personnes obèses doivent être raisonnables et réalisables.

L'apport énergétique total (AET)		
Détermination des apports spontanés	**Calcul de l'AET**	**Calcul de l'AET**
Plus les apports spontanés sont élevés plus on retire de l'énergie	Avec le poids actuel et un Niveau d'Activité Physique estimé	Avec un poids souhaitable (poids que le patient devrait avoir s'il n'était pas obèse) avec un NAP estimé
Plus les apports spontanés sont proches de la normale moins on retire de l'énergie (équilibre surtout qualitatif)	Sur le total on retire de 1/3 à ¼ de l'AET	Sur le total on ne retire rien.
Dans ces 3 méthodes il n'y en a pas une qui est meilleure que l'autre, la méthode choisie peut-être différente entre les services diététiques de divers hôpitaux.		

Une réduction des apports très sévère d'emblée, entraîne une réduction pondérale initiale rapide, mais elle semble stimuler les réactions d'adaptation métabolique de l'organisme. L'amaigrissement brutal dans un premier temps peut enchanter le patient, mais il peut induire une asthénie, une irritabilité, source d'abandons thérapeutiques immédiatement suivis d'une reprise pondérale souvent supérieure au poids de départ.

Les apports en protéines		
Détermination des apports spontanés	Calcul de l'AET	Calcul de l'AET
La perte de poids s'accompagne toujours d'une perte de masse maigre, or il est impératif de la maintenir.	Les rations protidiques sont estimées à 1,2g à 1,5g par kilogramme de poids souhaitable par jour.	Ces protéines seront judicieusement choisies pour ne pas véhiculer trop de lipides mais elles doivent être d'excellente qualité.

Les apports en lipides		
Détermination des apports spontanés	Calcul de l'AET	Calcul de l'AET
Certains lipides sont incompressibles et doivent être présents même quand la ration diminue. L'apport en Acide Gras Essentiel doit être calculé (en fonction de l'AET) à la ration pour un poids idéal.	La ration lipidique est évaluée à 35 % de l'AET	Les lipides seront limités dans la mesure où les protéines seront bien choisies. On diminuera les lipides d'ajout sans toutefois les supprimer car ils sont porteurs de vitamines liposolubles et d'Acide Gras Essentiel.

Les apports en glucides		
Détermination des apports spontanés	Calcul de l'AET	Calcul de l'AET
	La ration glucidique représentera le complément de la ration	
Le sucre et les produits sucrés		

	Ils seront limités entre 0 à 5% de l'AET réduit. (Calories vides)	La plupart des produits sucrés ont un index glycémique (IG) élevé, ce qui favorise un hyperinsulinisme et une mise en réserve.

L'apport en fibres		
Détermination des apports spontanés	Calcul de l'AET	Calcul de l'AET
Retardent la vidange gastrique : sensation de plénitude gastrique.	Régulation du transit digestif : avantage quand une constipation intervient par manque de lipides qui jouaient un rôle de lubrifiants	Les fibres solubles diminuent l'Index Glycémique des aliments glucidiques ce qui limite l'hyperinsulinisme et la mise en réserve sous forme de lipide

L'apport en eau		
Détermination des apports spontanés	Calcul de l'AET	Calcul de l'AET
Agit comme coupe faim et entraîne les déchets du catabolisme déclenché par l'amaigrissement	L'apport minimal en eau doit compter 1L pour 1000kcal sur l'AET du patient à son poids idéal.	Diminution de la constipation

Les apports en minéraux et vitamines		
Détermination des apports spontanés	Calcul de l'AET	Calcul de l'AET
Les besoins minimums sont couverts si le régime n'est pas inférieur à 1 200kcal.	Les quantités de fruits et légumes sont suffisantes pour couvrir le besoin en vitamines hydrosolubles.	Le fer est généralement bien représenté en raison de l'apport protéique augmenté.
Ces recommandations sont à adapter au cas par cas.		

II.2.3. Les différents régimes restrictifs

Une recherche via Internet (blogs, site de vente de livres en ligne, etc.) a montré la grande diversité des régimes amaigrissants, qui varie en fonction des modes et des périodes de l'année. En voici quelques exemples :

- **Régime « citron détox »** : il n'est pas au sens propre un régime mais s'apparente plus à un jeûne. Ce dernier est donc constitué d'une boisson composée principalement de jus de citron et de sirop d'érable et de palme. Le citron aurait pour rôle d'agir « comme un détergent interne pour dissoudre les graisses en excès ». Ce régime doit être suivi entre 5 et 7 jours pour les débutants et durant 10 jours pour les personnes considérées comme plus expérimentées.

- **Régime de la Chrononutrition** : il a pour principe « d'associer la consommation d'aliments à l'horloge biologique du corps ». Le petit déjeuner doit être riche en lipides mais sans contenir de sucre, le déjeuner doit être riche en protéines, le goûter doit comporter des fruits et du chocolat noir et le dîner doit être « léger ». Ce régime nécessite de ne pas intervertir l'ordre des repas, de ne pas manger « à contretemps », de ne pas augmenter la part de « végétal » dans les plats, de calmer sa faim avec « l'animal » mais jamais avec le « végétal », etc.

- **Régime Mayo** : il dure 14 jours durant lesquels les matières grasses, les sucres, les féculents, les légumes secs et les laitages sont interdits.

- **Régime de la Soupe au chou** : il consiste à boire un bol de soupe à chaque repas pendant 7 jours. A cela s'ajoute des fruits (jour 1), des légumes (jour 2), des fruits et des légumes (jour 3), des bananes et du lait écrémé (jour 4), du bœuf et des tomates (jour 5), du veau ou bœuf et des légumes (jour 6), du riz complet, du jus de fruits non sucré et des légumes (jour 7).

II.3. Activité physique

L'activité physique est reconnue comme un facteur déterminant de l'état de santé des populations et est particulièrement importante dans la balance énergétique. On peut distinguer l'activité physique lors des activités professionnelles et de la vie courante (déplacements, travail) de l'activité physique lors des activités de loisirs (de type sportif ou non).

Dans le cadre de la prise en charge globale des patients obèses, l'activité physique participe au maintien du poids au détour d'une perte de poids initiale, par des mécanismes à la fois physiologiques et psychologiques. De plus, l'activité physique permet de réduire le risque cardiovasculaire et est associée à une augmentation de la qualité de vie.

La perte de poids obtenue en associant régime et programme d'activité physique est supérieure à celle résultant du régime seul. Cela s'explique par le fait que la dépense énergétique supplémentaire induite par l'activité physique reste quantitativement limitée par rapport à la dépense énergétique de base des 24 heures. **Pour obtenir une perte de poids importante, il faudrait pratiquer plusieurs heures d'entrainement intensif par jour**, ce qui est bien entendu impossible pour une majorité de patients obèses. En termes de bilan pour les substrats énergétiques, il faut noter que l'exercice physique est le seul moyen d'augmenter l'oxydation des substrats lipidiques. L'oxydation lipidique est la plus élevée, en valeur relative, pour des efforts d'intensité modérée mais prolongés.

La perte de masse maigre sous régime seul est de l'ordre de 25% du poids perdu alors qu'elle est de 12% seulement quand le régime est associé à un programme d'activité physique.

Sur le plan pratique, la difficulté dans tous les cas est d'inciter des sujets « inactifs et sédentaires » à reprendre goût au mouvement et à devenir au moins modérément actifs, de façon régulière dans leur vie quotidienne, à long terme. Il s'agit d'intégrer l'activité physique dans le registre du bien-être autant que dans celui de l'amélioration de l'état de santé. Les conseils visent à remobiliser, à limiter la sédentarité et à promouvoir une activité physique d'intensité modérée sur une base régulière. L'aide du kinésithérapeute, psychomotricien ou d'un professionnel en activité physique adaptée peut-être précieuse.

III. Les traitements pharmaceutiques et dispositifs médicaux

II.4. Les traitements actuels

Les données médico-économiques montrent les conséquences importantes de l'obésité sur les comptes publics. Selon l'étude de Emery et al., en 2007 (4-Emery) la consommation totale de soins et de biens médicaux d'un obèse est 2 fois plus élevée que celle d'un individu de poids normal. Le coût s'élève à 2500 euro par an et atteint 6,2 milliards d'euro soit 4,6% des dépenses courantes de santé en France.

Le meilleur traitement reste de manière logique et non moins complexe, la prévention et l'éducation de la population.

Du point de vue pharmaceutique, une approche peut être entreprise avec comme objectif une perte raisonnable de masse graisseuse (10 à 15% du poids total). Ces traitements doivent être en accord avec une alimentation équilibrée, une pratique de l'exercice physique et doit éviter le plus possible les effets néfastes de régimes restrictifs induisant un effet "yoyo".

Exemples de Médicaments :

- ***XENICAL® (orlistat)*** : Mis sur le marché en 1998 par le laboratoire ROCHE, le *XENICAL®* fut le premier médicament pour perdre du poids. Il est délivré uniquement sur ordonnance.

- ***ALLI® 60 mg (orlistat)*** : vente libre avant l'été 2009, non disponible en France depuis 2012. Il est commercialisé par GSK.

Mécanisme d'action : L'*Orlistat* (**Formule 1**) est un dérivé de la *Lipstatine*, inhibiteur naturel des lipases pancréatiques. Les lipases pancréatiques se trouvent ainsi dans l'impossibilité de cliver les chaines de monoglycérides de l'acide gras et donc leurs absorptions par la muqueuse intestinale.

Efficacité : Durant les essais cliniques accompagnées d'un régime hypocalorique de 16 à 25% des individus ont perdu 10% de leur masse corporelle.

Le groupe témoin soumis seulement au régime à lui perdu 12% de son poids. Notons un effet non négligeable sur la diminution du cholestérol, qui a été relevé.

Effets indésirables principaux:

- stéatorrhées
- diarrhées
- douleurs abdominales

Molécule :

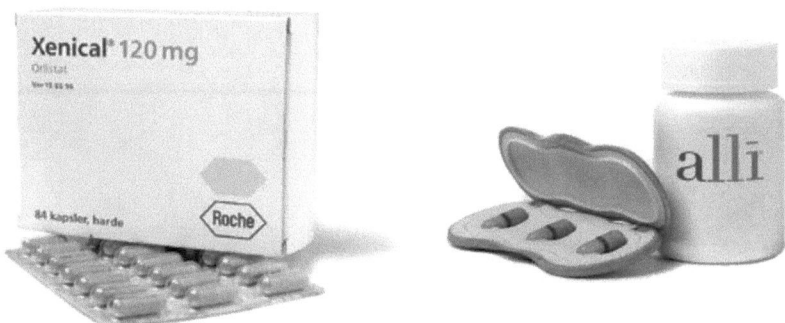

Formule 1 *: Formule semi-développée de l'ORLISTAT*

- **SIBUTRAL® (sibutramine)**

Inhibiteur de la recapture de la sérotonine et de la noradrénaline renforce la sensation de satiété et augmente les dépenses énergétiques.

Mécanisme d'action : La *Sibutramine* (***Formule 2***) agit par l'intermédiaire de ses métabolites. Ces métabolites inhibent la recapture de la noradrénaline, de la sérotonine et de la dopamine. Ces neuromédiateurs agissant sur la stimulation de la satiété, celle-ci se retrouve ainsi augmentée.

Effets indésirables :

- Insomnie
- Constipation
- Sécheresse buccale
- Sudation
- Céphalées
- Tachycardie, HTA, palpitations…

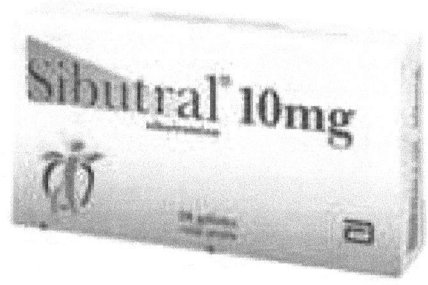

Molécule :

Formule 2 : Formule semi-développée de la SIBUTRAMINE

- **ACOMPLIA® (rimonabant) (_Formule 3_)**

Inhibiteur sélectif des récepteurs cannabinoides type 1 (CB1), présents dans le cerveau, le foie, le tube digestif, les muscles et les adipocytes.

Suspendu depuis octobre 2008 par l'agence européenne du médicament pour ses effets secondaires (dépression en particulier).

Molécules :

Formule 3 : Formule semi-développée du RIMONABANT

II.5. Les innovations pharmaceutiques

– AMLEXANOX ® *(Figure 4)*

Médicament anti-inflammatoire utilisé dans le traitement des aphtes. L'obésité résultant d'une inflammation au niveau du foie et du tissu adipeux par la voie de signalisation NFkB[1]. Chez la souris obèse l'*AMLEXANOX®* favorise la perte de poids et diminue le risque de diabète (38-Reilly SM).

Formule 4 : Formule semi-développée Amlexanox ®

---

[1] NFkB (Nuclear Factor – kappaB) : protéine de la super-famille des facteurs de transcription impliqués dans la réponse immunitaire et la réponse au stress cellulaire.

– **LORCASÉRINE (_Figure 5_)**

Ce médicament anorexigène en cours de développement est un agoniste des récepteurs sérotoninergiques de type 5HT-2c. Elle permet une baisse des apports alimentaires sans augmentation de la dépense énergétique (37-Redman).

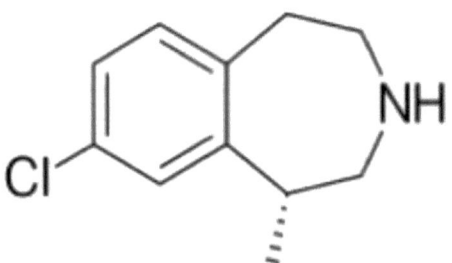

Formule 5 : Formule semi-développée de Lorcasérine

– **ADIPOTIDE**

Ce médicament est un peptidomimétique pro-apoptotique expérimental qui cause la perte de poids rapide chez la souris et les singes. Son mécanisme permet de cibler spécifiquement les vaisseaux sanguins irriguant le tissu adipeux et de les faire rentrer en phase d'apoptose (6-Barnhart).

III. Les approches chirurgicales

III.1. Les conditions de prise en charge

En 1991, le National Institute of Health Consensus (NIH) Conférence déclare que le traitement médical de l'obésité est inefficace à long terme pour des IMC supérieurs à 40. La chirurgie bariatrique est le traitement de référence, permettant une perte pondérale égale à souvent plus de la moitié de l'excès de poids. La Haute Autorité de Santé (HAS) a précisé, en 2009, les indications et contre-indications en rapport avec la prise en charge par la chirurgie des patients obèses adultes (22-HAS).

Des études concernant le rapport bénéfice/risque chez l'adolescent paraîtront bientôt. Pour l'heure, l'intervention chez les adolescents reste à l'appréciation du chirurgien.

En 2014, 40 000 personnes ont pu bénéficiées d'une chirurgie bariatrique. Il s'agit à 80% de femmes et 17% des personnes concernées ont une couverture médicale universelle. On assiste à une croissance de l'activité depuis 2006 de 16% par an environ. Deux tiers des opérations se font dans le secteur privé. Près de la moitié des opérations bariatrique sont des sleeves gastrectomy, suivies pour un tiers par les gastric bypass et pour finir par les anneaux et autres opérations.

Les chirurgies bariatriques sont réservées :

- aux patients majeurs et dont le diagnostic d'obésité stable ou en aggravation depuis au moins 5 ans a été diagnostiqué après une période de 1 an par prise en charge pluridisciplinaire. Le patient doit être bien informé de la balance bénéfice risque de la chirurgie et doit être placé dans une prise en charge pluridisciplinaire. Le suivi médical doit être compris et suivi au long court pour éviter toutes complications.
- patients ayant un IMC supérieur à 40 kg/m^2 ou bien un IMC supérieur à 35 kg/m^2 accompagné d'un ou plusieurs facteurs de comorbidité susceptibles d'être améliorés après la chirurgie, tels que le diabète de type 2, les désordres métaboliques, l'hypertension artérielle, l'arthrose, les maladies ostéo-articulaires invalidantes, les apnées du sommeil, les troubles respiratoires sévères, la stéatohépatite non alcoolique.
- En deuxième intention en cas d'échec du traitement chirurgical.

Contre-indications :

- les troubles psychiatriques ;
- les troubles du comportement alimentaire ;
- les conduites addictives ;
- les pathologies digestives (hernies hiatales, œsophagites) ;
- les maladies évolutives et endocriniennes ;
- les contres indications anesthésiques.

L'opération ne peut être entreprise qu'après l'acceptation par une équipe pluridisciplinaire (médical, chirurgical, endocrinien, psychiatrique et diététique).

Le parcours clinique :

Lors de l'initiation de la prise en charge, le patient, le plus souvent adressé par son médecin traitant suit une consultation initiale avec soit un chirurgien soit un endocrinologue. Durant ces consultations des informations comme la description des techniques chirurgicales, la durée de prise en charge, la vérification des complications biologiques de l'obèse sont discutées. Un examen clinique est réalisé et une description des antécédents médicaux et chirurgicaux est relevée. Après cette période où le médecin juge si son patient est recevable pour le soin, une période préopératoire de 6 à 12 mois est mise en place. Après cette période suit l'évaluation pluridisciplinaire en hospitalisation de jour où les entretiens de chirurgie, endocrinologie, psychologie et diététique sont réalisés dans le but de mettre en place une réunion de concertation pluridisciplinaire (RCP) qui évalue la position des intervenants sur la prise en charge chirurgicale du patient. Durant la période préopératoire ou en hospitalisation de jour des examens comme la fibroscopie gastrique (recherche Hélicobacter pilori, hernie hiatale, oesophagite..), l'échographie hépatique (hépatose, lithiases), polygraphie du sommeil, bilan d'anesthésie (ECG, échographie du cœur, coronographie, scintigraphie, Épreuves Fonctionnelles Respiratoires EFR) et dentaires sont réalisés.

Trois étapes sont envisageables à l'issue de la RCP, les feux vert, jaune et rouge.

En cas d'approbation par l'équipe pluridisciplinaire, le feu vert est instauré et le patient va pouvoir être orienté vers une seconde consultation chirurgicale suivi d'une consultation chez un anesthésiste. La date d'opération est fixée.

Lorsque l'un des membres ou plusieurs ont un doute sur des paramètres comme la préparation diététique, médicale, anesthésique ou même psychologique du patient, la RCP peut instaurée l'étape transitoire du feu jaune. Ainsi une consultation de restitution chez le chirurgien ou l'endocrinologue est programmée avec la nécessité d'une meilleure préparation du patient en vue d'une seconde RCP.

Dernier palier, le feu rouge qui lui constitue l'impossibilité de réalisation temporaire à moyen terme ou définitive, de la chirurgie. Le patient possède une inaptitude à la compréhension des enjeux de sa chirurgie ou une incapacité physique présentant un très grand risque en cas d'opération.

III.2. Les techniques restrictives

III.2.1. Gastrectomie verticale calibrée

Principe : C'est la création d'une poche gastrique par un agrafage vertical le long de la petite courbure parfois suivi d'une transsection gastrique. Cette poche est cerclée dans sa partie inférieure par une bande prothétique qui ralentit le cheminement du bol alimentaire donnant ainsi au patient une sensation de satiété (***Figure 14***).

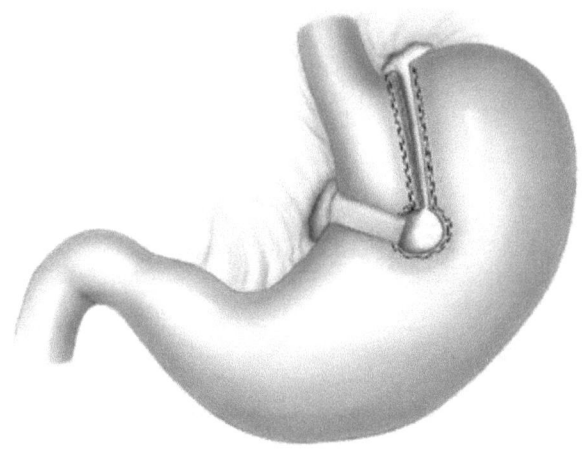

Figure 14 : Schéma de la technique opératoire de la gastrectomie verticale calibrée

III.2.2. Gastrectomie en manchon

Principe : C'est l'ablation complète du fundus et de l'ensemble de la grande courbure de l'estomac. Cette opération a pour but de créer une tubérisation de l'estomac avec une réduction des 2/3 de son volume.

Cette pratique est très souvent employée chez les patients souffrant d'hyperphagie mais aussi chez les super-obèses et peut être la première étape d'une intervention en 2 temps (conversion en court-circuit gastrique). Diminution des ulcères par cette technique (*Figure 15*).

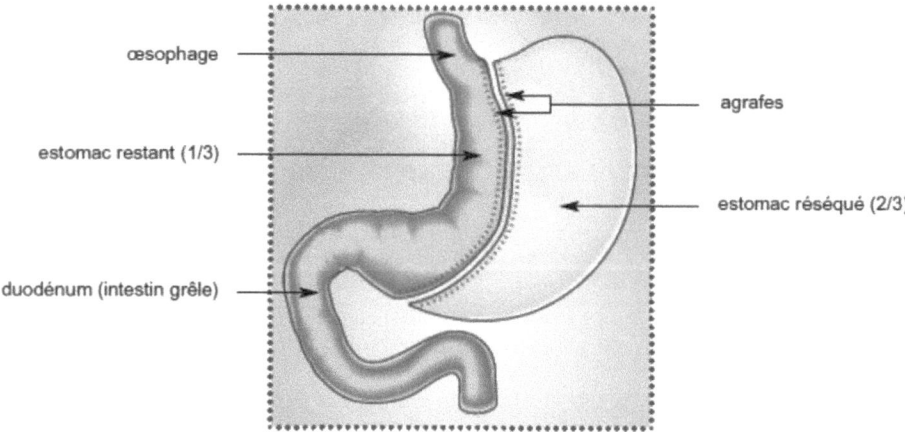

Figure 15 : Schéma de la technique opératoire de la gastrectomie en manchon

III.2.3. Anneau gastrique ajustable

Autrefois très répandue, la technique de l'annuloplastie gastrique ajustable est aujourd'hui de moins en moins pratiquée car elle est source de nombreuses complications telles que les vomissements.

Principe : Un anneau siliconé est posé sur la partie haute de l'estomac en-dessous du sphincter œsophagien inférieur. Une poche est créée qui se remplit rapidement au cours d'un repas, créant ainsi une sensation de satiété précoce.

L'anneau est relié à un boîtier positionné sous la peau permettant le cas échéant de pratiquer un resserrement post-opératoire ou inversement. L'opération présente l'avantage d'être réversible mais une chirurgie anti-reflux est parfois nécessaire afin d'éviter les remontées acides préjudiciables à la partie haute de l'appareil digestif (*Figure 16*).

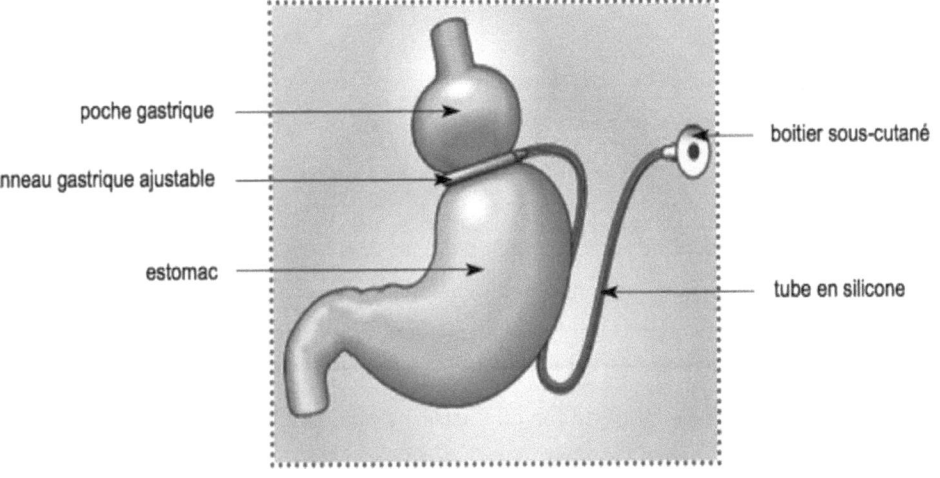

Figure 16: Schéma de la technique opératoire de l'anneau gastrique ajustable

III.2.4. Ballon gastrique

Principe : Technique visant à introduire par la cavité buccale un ballon soit en polymère recouvert de silicone soit que l'on remplit par du sérum physiologique.

L'avantage va être une sensation de satiété qui va permettre temporairement de suivre les recommandations nutritionnelles ou bien de s'orienter vers les méthodes précédemment citées en cas d'échec de perte de poids (***Figure 17***).

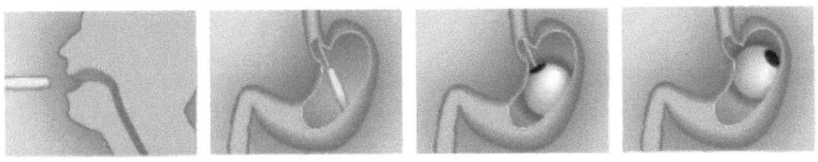

Figure 17 : Schéma de la mise en place du ballon

III.3. Les techniques mixtes

Les techniques mixtes sont la combinaison d'une réduction de la cavité gastrique associée à une dérivation intestinale. Ces techniques sont au nombre de 2, la dérivation gastrique et la dérivation pancréatique. Les pertes de poids induites par ces deux techniques sont liées d'une part à la malabsorption intestinale et à la réduction gastrique qui permet la diminution de la prise alimentaire en terme de volume. L'avantage de ces méthodes, est un confort alimentaire supérieur aux techniques purement restrictives. Malgré cela d'importantes carences nutritionnelles sont à remarquer, imposant un suivi médical.

III.3.1. Court-circuit gastrique ou Gastric by-pass

Principe : Le gastric by-pass a été décrit par MASON et ITO en 1969, il constitue le gold standard aux États Unis. En Europe, on estime à environ 4000 opérations par an. Durant l'intervention le chirurgien va créer une poche gastrique, le long de la petite courbure de l'estomac. Cette poche est séparée du reste de l'estomac qui continu à secréter de l'acide et des enzymes digestives. Le jéjunum est raccordé à la poche gastrique, ce qui créé une anse alimentaire qui sera rejointe par le duodénum. L'opération se déroule en 4 temps :

1 er temps, on procède à la confection de la poche gastrique (20 à 30 ml) par un agrafage linéaire.

2 ème temps : L'anastomose jéjuno-jéjunale latéro-latérale est réalisée, la suturation est manuelle pour la fermeture des orifices.

3 ème temps : Création de l'anastomose gastro-jéjunale

4 ème temps : Fermeture de la brèche mésentérique et de l'espace de PETERSEN.

Les aliments court-circuitent une grande partie de l'estomac (fundus et pylore) mais aussi le duodénum et le jéjunum proximal.

Les principaux risques sont le « dumping syndrome », l'hypoglycémie, les occlusions ainsi que les carences alimentaires. En effet, ce type d'opération nécessite un suivi post-opératoire à vie concernant les vitamines et minéraux. En cas de carence en vitamine B1 (thiamine) peut apparaître le **Syndrome de Gayet-Wernicke**. Celui-ci débute souvent par des troubles oculomoteurs, paralysie des yeux avec diplopie, qui sont caractéristiques. On observe aussi fréquemment une impossibilité pour le patient de déglutir, une ataxie, une confusion, une somnolence et une perte de la mémoire à court terme (***Figure 18***).

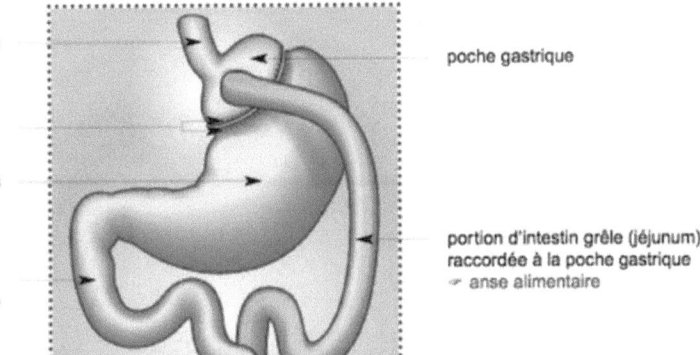

Figure 18 : Schéma de la technique opératoire du court-circuit gastrique

III.3.2. Dérivation biliopancréatique

Principe : La dérivation biliopancréatique est une technique de court-circuit gastro-intestinal associée à une dérivation du canal cholédoque. Ceci a pour effet d'entrainer une malabsorption ainsi qu'une maldigestion.

Il existe un risque important de carences nutritionnelles, de malabsorption de médicaments et de complications digestives (diarrhées, selles malodorantes) (***Figure 19***).

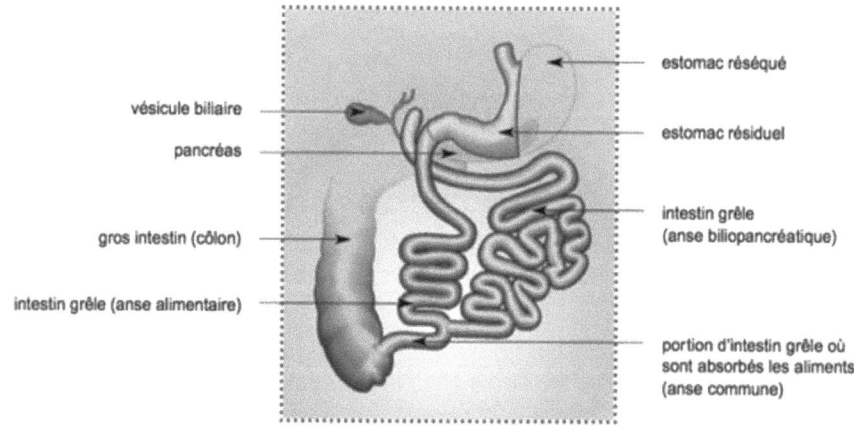

Figure 19 : Schéma de la technique opératoire de la dérivation biliopancréatique

III.4. Résultats, complications et suivis des patients opérés

III.4.1. Résultats

Les résultats du point de vue de la mortalité montre une différence entre les patients traités par chirurgie bariatrique et les patients bénéficiant d'une prise en charge médico-diététique, montrant un rapport bénéfice/risque positif pour la chirurgie (9-Buchwald).

En terme de perte de poids, la chirurgie bariatrique a prouvé sa supériorité par rapport à la prise en charge médicale et chirurgicale allant de 43% pour un anneau à 66% pour une dérivation gastrique. L'objectif de la chirurgie métabolique n'est pas seulement d'obtenir une perte de poids mais aussi de prévenir toutes les comorbidités issues de l'obésité (HTA, diabète, problème respiratoire, cardiovasculaire, rhumatologique, etc) et de diminuer la mortalité induite à partir de l'obésité sévère.

III.4.2. Suivi des patients opérés

Le suivi des patients est nécessaire du fait des nombreuses complications qui peuvent survenir au fil du temps. En effet la chirurgie bariatrique n'est pas une banalité mais s'inscrit dans un programme où le patient peut être confronté à de la mortalité péri-opératoire, des contraintes et des complications. Le suivi médicochirurgical doit permettre la recherche de complications ou de dysfonctionnement anatomique. La prévention des carences vitaminiques ou en oligoéléments est aussi à relever dans cette période, elle est complétée par un suivi diététique approprié et la mise en place d'une activité physique régulière. Le suivi psychologique n'est pas à négliger non plus à cause de l'importante prévalence des troubles du comportement alimentaire mais aussi de la modification subite de l'image corporelle.

III.4.3. Complications et suivi chirurgicaux

Après un by-pass, la fréquence des complications diminue mais leur gravité augmente.

Complications postopératoires :

Précoces :

- Abcès
- Fistules qui peuvent être pour le by-pass gastro-jéjunostomiale (les plus fréquentes, 1,5%), jéjuno-jéjunostomiale ou de l'estomac exclu. Le plus souvent ces fistules s'accompagnent de tachycardie, de fièvre et de douleurs qui constituent les critères de diagnostic.
- Occlusions intestinales (2%)
- Infections
- Hémorragies intra/extra digestives, le plus souvent sur la ligne d'agrafage (2 à 4%).

Tardives :

- Sténose anastomotique qui s'accompagne de vomissements et d'une perte de poids. Il y a une nécessité d'endoscopie pour confirmer le tableau clinique.
- Ulcère
- Carences comme par exemple en fer (20 à 50%), en Vitamine B12 (20 à 70%), en acide folique (9 à 35%) et en vitamine B1 provoquant notamment la maladie de GAYET WERNICKE avec ophtalmoplégie, ataxie et confusion mentale.
- Anémie

En ce qui concerne la sleeve, la mortalité est de 0,15% environ surtout par embolie pulmonaire et péritonite.

Complications postopératoires :

Précoces :

- Fistules gastriques (1 à 9%)
- Hémorragies (1,5%)
- Sténoses gastriques (1,5%)

Tardives :

- Reflux gastro-oesophagiens très fréquents
- Carences nutritionnelles rares
- Fistules

Pour les annuloplasties, les complications seront détectées par :

- reflux gastro-oesophagiens
- vomissements
- douleurs gastriques

Pour toutes chirurgies bariatriques, un suivi à 1, 6, 12 mois puis tous les 6 mois.

III.4.4. Complications médicales et leurs suivis

Après une opération, il peut survenir :

- **"dumping syndrome"**, malaises postprandiaux accompagnés de palpitation, de pâleur et de sudation qui surviennent avec l'arrivée dans l'anse intestinale du bol alimentaire hyper-concentré en glucides.
- carences nutritionnelles (fer, calcium, vitamines B1, B9 et B12)
- reflux gastro-oesophagiens (RGO)
- diarrhées post-prandiales mais aussi de constipation.
- calculs de la vésicule biliaires

Il est recommandé au patient d'effectuer 3 repas par jour de consistance moyenne, au calme, à heures fixes accompagnés d'une ou plusieurs collations. Manger lentement, mastiquer, éviter une trop forte densité calorique des aliments sont aussi conseillés par les diététiciens. Les boissons gazeuses et alcoolisées sont à éviter tout comme l'hydratation entre les aliments. En cas de dysphagie, le patient se doit de stopper son repas et de boire un peu d'eau. De plus, le suivi médical sera instauré par le chirurgien avec la collaboration d'un endocrinologue, d'un diététicien, du médecin de famille, d'un nutritionniste et d'un psychologue.

III.4.5. Grossesse et opérations bariatriques

Chez les femmes non ménopausées, aux vues des améliorations physiques et psychologiques, des grossesses peuvent survenir.

Un bilan nutritionnel doit être mis en place par l'endocrinologue, et une supplémentation martiale, en folate et en vitamines B12 et D sera obligatoire. Durant le développement utérin du fœtus, la pression intra-abdominale augmente de façon importante et on peut assister à l'apparition d'un reflux gastro-œsophagien.

III.4.6 Chirurgie réparatrice

Après une importante perte de poids, des plis cutanés et la marque de cicatrices peuvent être corrigés. Cette correction est réalisable après la stabilisation du poids pour l'abdomen, les bras, les cuisses mais pas les seins.

V. Les avancées de la recherche

- **EndoBarrier :**

Cette méthode permet de former une barrière interne qui réduit l'absorption du bol alimentaire. La barrière est formée d'une gaine tubulaire fine et souple en téflon mou. Ce dispositif peut être introduit par voie endoscopique dans le duodénum puis sur la partie supérieure de l'intestin grêle. EndoBarrier permet de réduire d'environ 20% le poids du patient obèse (40-Rohde) (***Photographie 1***).

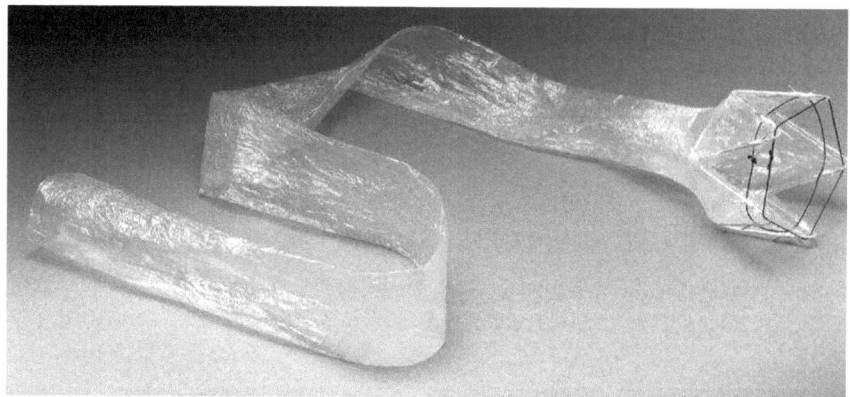

Photographie 1 : *Endobarrier System ®*

- **MetaboShield :**

Il constitue un manchon gastrique inséré dans l'intestin grêle. MetaboShield est un tube semi-flexible qui permet de réduire significativement la taille de l'estomac et donc la capacité d'ingestion d'aliments (***Photographie 2)***. La commercialisation devrait s'effectuer dans 5 ans (21-Haskins).

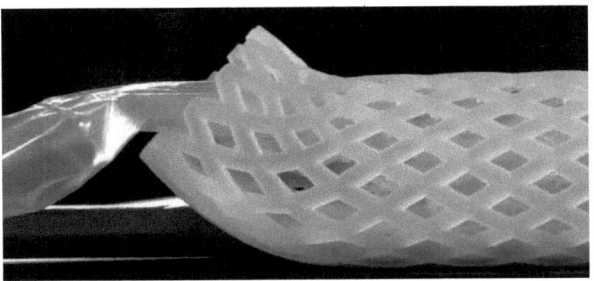

Photographie 2 : Metaboshield ®

- **Microbiote intestinal (Source société Entérome) :**

Des sociétés de biotechnologie sont dédiées au développement de médicaments et de biomarqueurs pour les maladies graves et les maladies chroniques liées à des anomalies de la composition bactérienne de l'intestin ou microbiote intestinal. L'obésité, le diabète de type 2, la stéato-hépatite non alcoolique ainsi que les maladies inflammatoires intestinales sont ciblées. Le microbiote intestinal, anciennement appelé « flore intestinale », peut être considéré comme un organe à part entière tant son impact est important sur notre vie et notre santé. Son rôle est crucial dans la digestion des aliments et les fonctions immunitaires. Son dysfonctionnement est associé au développement de maladies graves et chroniques. L'étude du microbiote intestinal a été compliquée par le fait que la plupart des bactéries qui le composent ne sont pas cultivables. La compréhension de la composition du microbiote intestinal et l'étude de sa relation avec le développement de maladies est un des enjeux les plus porteurs pour la Médecine et la Pharmacie des 20 prochaines années. La technologie a été initialement développée à l'INRA (Institut National de la Recherche Agronomique) et est basée sur le séquençage et la quantification de toutes les entités composant le microbiote intestinal : c'est la métagénomique quantitative. Il a été mis en place la plateforme de métagénomique quantitative la plus aboutie au monde. Les recherches menées par le Professeur Ehrlich ont démontré un lien très fort entre des anomalies de la composition du microbiote intestinal et le développement des maladies métaboliques et des maladies inflammatoires intestinales. La chirurgie bariatrique, quant à elle induit des changements importants, rapides et durables pour les communautés microbiennes (augmentation de Gammaproteobacteria (Escherichia) et Verrucomicrobia (Akkermansia)) de l'intestin qui sont indépendants de l'alimentation et de la perte de poids associées à cette procédure. Si on effectue un transfert de la communauté microbienne, chirurgicalement modifiée à des souris non opérées sans germe, cela entraîne une perte de poids et une diminution de la graisse corporelle. La chirurgie métabolique a également été associée à des changements dans la production d'acides gras à chaîne courte, des changements qui ont été communiqués à la souris préalablement exempte de germe et qui a reçu le microbiote de ces animaux opérés . Ces observations démontrent que des altérations spécifiques dans les microflores intestinales contribuent aux effets bénéfiques de la chirurgie bariatrique sur l'équilibre énergétique et sur l'obésité. Ils suggèrent de nouvelles approches pour le traitement de l'obésité et des maladies métaboliques qui exploitent la capacité du microbiote intestinal d'influencer le métabolisme (*Figure 16*).

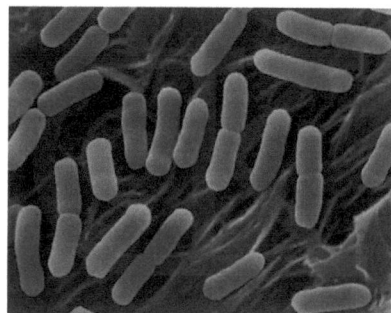

Figure 16 : Flore bactérienne intestinale

- <u>Les gaines de contention (Source société Obesinov)</u> :

<u>Sur le plan physique</u> :

- Durant la période post-opératoire immédiate : ces ceintures favorisent la mobilité, en réduisant les douleurs post-opératoires, ce qui permet d'entraîner une diminution du risque de phlébite.
- Durant la phase d'amaigrissement :
    - ✓ Favorise la mobilité
    - ✓ Diminue la macération cutanée en particulier au niveau des plis abdominaux
    - ✓ Diminue la ptose abdominale. Le tablier abdominal est l'élément anatomique qui diminue en premier et chute vers le bas. La contention abdominale va plaquer les masses abdominales et diminuer la ptose.
    - ✓ Facilite la marche. Le patient obèse, en particulier avec un volumineux tablier, est projeté en avant. La ceinture corrige cet effet, soulage les lombes, maintient les masses graisseuses et améliore la posture (**_Photographies 3, 4, 5 et 6_**).

<u>Sur le plan esthétique</u> :

- Améliore la silhouette

<u>Sur le plan psychologique</u> :

- Sécurise le patient avec la proprioception
- Corrige le déficit d'image
- Favorise l'estime de soi

Photographies 3, 4, 5 et 6 :

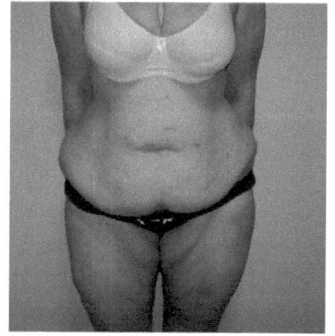

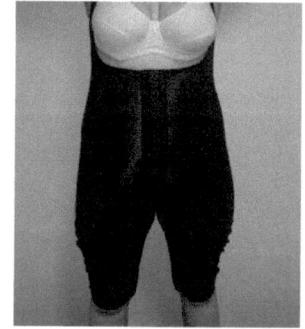

AVANT　　　　　　　　　　　　　　　APRES

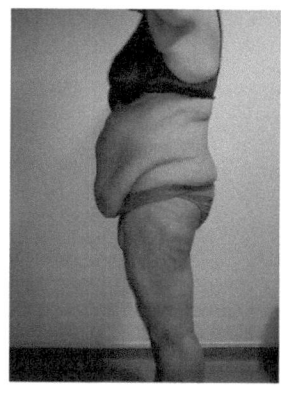

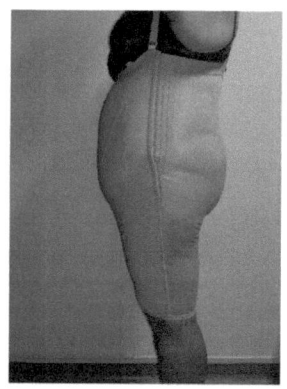

AVANT　　　　　　　　　　　　　　　APRES

- **TANTALUS :**

Cette méthode est basée sur une neurostimulation gastrique à partir d'un dispositif médical implantable. Le dispositif détecte lorsque la prise alimentaire arrive dans l'estomac et la traite en augmentant la contraction gastrique au niveau de l'antre. Cette stimulation a pour effet de précipiter la sensation de satiété précoce.

- **Patch lingual :**

Utilisé au États Unis, le patch est mis en place sur la face supérieure de la langue. Lors de l'ingestion de matière solide, le patch se contracte et inflige des douleurs linguales empêchant la prise alimentaire de façon plaisante. Le processus est réversible.

- **Mysimba :**

Mysimba est le futur nouveau médicament qui sera commercialisé en France. Il est le résultat de la combinaison de deux principes actifs que sont le naltrexone et le bupropion. Ces principes actifs sont respectivement utilisés dans le traitement de l'alcoolisme et de la dépression due au sevrage tabagique.

- **Melcap :**

Melcap est une gélule connectée ingérable. Une fois absorbée, elle capte les fluides du système digestif et grossie dans l'estomac. Un aimant lui permet de rester positionnée correctement. Par la suite le patient peut activé par son téléphone mobile la capsule qui produit un flux électrique sur l'estomac créant une sensation de satiété. Melcap a une durée de vie d'environ trois semaines.

VI. Les centres spécialisés de l'obésité (CSO) et associations

Les Centres spécialisés de l'obésité (CSO)

Le plan obésité cible 4 axes principaux :

Premier axe : Amélioration de l'offre de soins et promotion du dépistage chez l'enfant et l'adulte.

Second axe : Mobilisation des partenaires de la prévention et action sur l'environnement et promotion de l'activité physique.

Troisième axe : Prendre en compte les cas de vulnérabilité et lutter contre toutes formes de discriminations.

Quatrième axe : Investir dans la recherche.

Il existe 37 centres spécialisés de l'obésité répartis dans toute la France.

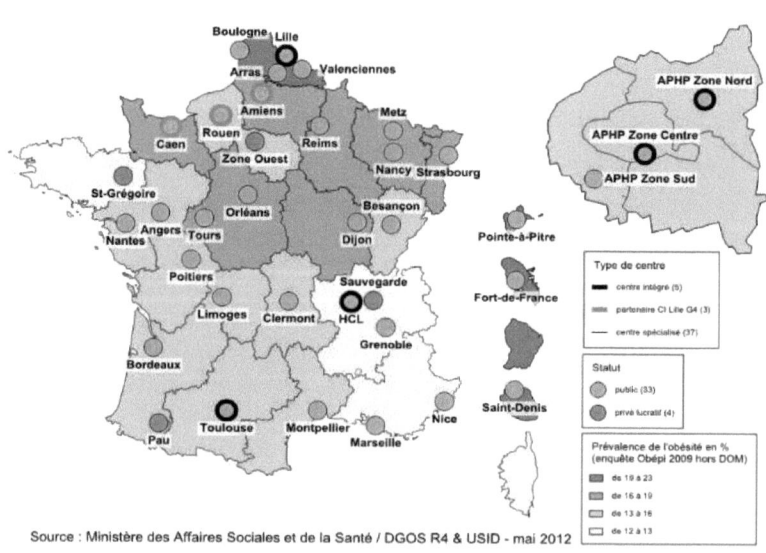

Le centre spécialisé obésité (CSO) a pour mission d'être l'établissement de recours régional médico-chirurgical pour toutes les personnes en situation d'obésité sévère et/ou multi complexe.

Cela passe notamment par l'assurance de transports adaptés pour les patients et l'organisation de réunions de concertations pluridisciplinaires (RCP) au niveau régional. Le CSO doit organiser la filière de soins dans la région en intégrant une gradation de soins. Cet objectif passe par l'identification des filières de soins médicales et chirurgicales. La construction de filières graduées pluridisciplinaires dans les territoires et la communication de l'offre aux différents professionnels de Santé sont aussi mises en place.

- Les associations en relation avec l'obésité

Diverses associations existent pour prendre en charge les personnes désirantes avoir une écoute ou une aide face à la maladie. Ces associations pour la plupart encadrées par des patients ou d'anciens patients sont un relais à la prise en charge médicale. En effet nombres d'entre elles proposent sans idée de profits des activités physiques adaptées, des ateliers culinaires et des moments de paroles et d'échanges. De plus en plus reconnues, les associations jouent aussi un rôle dans la prévention et le dépistage de l'obésité et du surpoids.

Seconde partie : Étude de la stéatose, la complication hépatique majeure de l'obésité

I. Stéatose

I.1. Définition et classification

La stéatose non alcoolique du foie regroupe la stéatose et la stéatohépatite métabolique (Non Alcoholic Stéatohépatitis (NASH)). Son incidence n'a cessé de croître, en rapport avec la forte prévalence du diabète et de l'obésité. Aujourd'hui le NASH représente une des premières maladies chroniques du foie engendrant un coût important pour la sécurité sociale. (1-Adams) Les stéatopathies non alcoolique sont caractérisées par l'accumulation intrahépatique de graisses. Cet état stéatosique est souvent définitif ou bien peut s'associer à une inflammation hépatique non spécifique. Dans le cas de la stéatohépatite, on assiste à la coexistence d'une inflammation et d'une atteinte hépatocytaire. À l'âge adulte les stéatopathies sont majoritairement associées à une insulino-résistance ainsi qu'au syndrome métabolique. D'autres parts les stéatopathies peuvent parfois être secondaires à des facteurs :

Génétiques ou métaboliques :

- Maladie de Wilson
- Maladie de Wolman
- Maladie de Weber-Christian
- Maladie des dépots d'esters de cholestérol
- Syndrome lipodystrophique

Médicamenteux :

- Corticostéroïdes
- Tamoxifène
- Inhibiteurs calciques
- Amiodarone
- Oestrogènes
- Tétracyclines
- Antirétroviraux anti-VIH

Toxine sociétale :

- Cocaïne

Causes nutritionnelles ou chirurgicales

- Bypass jéjuno-iléal
- Nutrition parentérale totale
- Jeûne prolongé, malnutrition protéique

Pour le diagnostic, l'exclusion des autres étiologies d'hépatite chronique (virale, auto-immune, génétique) doit être réalisée. La consommation d'alcool doit aussi être surveillée avec des seuils à ne pas dépasser de 20g/Jours pour une femme et de 30g/Jours pour un homme.

Cependant les stéatopathies non alcooliques peuvent coexister avec les autres maladies hépatiques, ceci induisant une aggravation de ces dernières.

I.2. Épidémiologie des stéatoses

En Europe, la prévalence de la stéatose se situe entre 20 et 30% de la population générale. Ce chiffre est à mettre en comparaison au 15% de prévalence retrouvée en Asie (47-Zeiber Sagi). Ces données sont corroborées par l'analyse histologique des donneurs de greffes hépatiques vivants chez lesquels la stéatose est diagnostiquée dans près de 15 cas sur 100 en Europe et 33% des Américains (29-Minervini). Les méthodes de spectrographie par résonance magnétique dont la sensibilité est élevée, permettent de tabler sur un taux de 34% des adultes Étasuniens atteints de stéatoses. Toujours aux États Unis d'Amériques, il a été constaté que 39% des nouvelles hépatopathies chroniques sont des stéatoses non alcooliques.

En ce qui concerne la stéatohépatite, une prévalence élevée est retrouvée en fonction de certains critères de diagnostic :

- Patients ayant une augmentation de transaminases, prévalence de 43 à 55%
- Patients obèses morbides, prévalence de 49%
- Sous groupe de patients avec un diagnostic fortuit d'hépatopathie chronique, prévalence de 67% (16-De Ledinghen)

Ces données sont corroborées par l'analyse histologique des donneurs de greffes hépatiques vivants chez lesquels la stéatohépatite est retrouvée dans près de 9,5 cas sur 100 en Europe et 10,5% des Américains (29-Minervini).

L'incidence de la stéatose métabolique est encore mal connue. Des études en Italie démontrent une incidence de 2% par an alors que ce taux est de 10% au Japon.

En ce qui concerne les facteurs de risque, la prévalence de la stéatose métabolique augmente avec l'âge. On constate un risque accru pour les sujets d'ethnie latino-américaine et chez les hommes entre 45 et 65 ans. (45-Weston) Les parents de patients ayant une stéatose sont aussi une population à risque indépendamment de leurs conditions anthropométriques et physiologiques. De plus, la plus fréquente des causes de stéatopathie est la stéatopathie métabolique associée à l'insulino-résistance et à ses manifestations comme le surpoids, l'obésité, le DT2, la dyslipidémie et l'HTA. (27-Marchesini) Généralement le syndrome métabolique précède la stéatose.

I.3. Complications de la stéatose

I.3.1. Complications hépatiques

Dans différentes études, on retrouve une fibrose hépatique avancée dans 25 à 33% des cas de stéatohépatite. La stéatohépatite constitue la première cause de fibrose et plus tard de cirrhose en cas d'élévation inopportune des ALAT (16-De Ledinghen). L'histomorphométrie suggère que le NASH possède un potentiel fibrosique aussi important que celui de l'hépatite C (13-Charlotte).

Les facteurs indépendants de fibroses sont généralement la diabète, l'âge, l'insulino-résistance ainsi qu'un IMC supérieur à 28-30 Kg/M2 (4-Angulo, 35-Ratziu). Rarement, la fibrose est présente en cas de stéatose isolée.

Évolution clinique :
- *Cirrhose compliquée :* L'insuffisance hépatique est souvent le mode de présentation de la cirrhose post NASH. Elle survient pour la plupart des patients, 7 à 10 ans après évolution. Les causes de décès sont l'insuffisance hépatique terminale, le sepsis, l'hémorragie digestive et le carcinome hépatocellulaire (CHC). Les sujets obèses et/ou diabétiques ont un risque accru de développer un CHC (1-Day), (5-Argo).
- *Survie :* La stéatose isolée n'augmente pas la mortalité globale ou la mortalité d'origine hépatique (18-Ekstedt).

Ceci n'est pas le cas pour la stéatohépatite, qui augmente de 35 à 85% la mortalité par rapport à la population générale selon l'âge et le sexe (2-Adams, 18-Ekstedt). La mortalité d'origine hépatique est 9 à 10 fois plus élevée en cas de cirrhose post-stéatohépatite. Pour finir, la mortalité cardiovasculaire est doublée dans les cas de stéatopathie.

- *Transplantation hépatique :* On estime à 3,5% en 2005 et aux États Unis, la part de personnes transplantées qui présentent une stéatohépatite.

I.3.2. Complications extra hépatiques

En plus des complications hépatiques vues auparavant, la stéatose joue un rôle dans l'aggravation ou l'induction d'une insulino-résistance. Elle peut aussi déséquilibrer le contrôle glycémique des patients diabétiques non insulino-dépendants. La stéatose est associée à une insulino-résistance hépatique, mais aussi musculaire et dans le tissu adipeux. Même chez les sujets sains et avec un IMC normal, la stéatose est associée à une insulino-résistance même en l'absence de graisse viscérale. (25-Korenblat) Notons que la graisse intra hépatique diminue la clairance hépatique de l'insuline, conduisant à un état de pré diabétique (Hyperinsulinémie).

De plus elle favorise l'émergence de plusieurs autres facteurs de risques métaboliques, tels que l'hypertension artérielle, le diabète et les dyslipidémies.

Dans la population générale, l'élévation des transaminases, présente dans la stéatose, précède l'apparition à long terme du syndrome métabolique et même de complications cardiovasculaires. Dans le cas d'un régime riche en graisse et pouvant être assimilé à la consommation nutritionnelle d'une personne obèse, on constate l'apparition précoce d'une insulino-résistance hépatique suivie d'une insulino-résistance globale.

En ce qui concerne les maladies cardiovasculaires, leurs incidences et leurs prévalences sont augmentées indépendamment des facteurs de risques et du syndrome métabolique (54-Targher). L'existence d'un NASH favorise le dysfonctionnement de l'endothélium qui constitue un signal précurseur de l'athérogénèse. On constate aussi un épaississement des plaques carotidiennes de la média et de l'intima.

En présence de stéatose, l'athérosclérose carotidienne survient plus précocement de 5 à 10 ans. ALAT et la gamma-glutamyl transférase également augmentées, devancent généralement l'apparition de coronopathies et d'accidents vasculaires cérébraux (AVC).

Pour finir, certaines pathologies endocriniennes comme le syndrome des ovaires polykistiques et l'hypothyroïdie sont liés à la stéatose sans en constituer un facteur aggravant (1-Adams).

I.4. Stratégie de Diagnostic et Dépistage

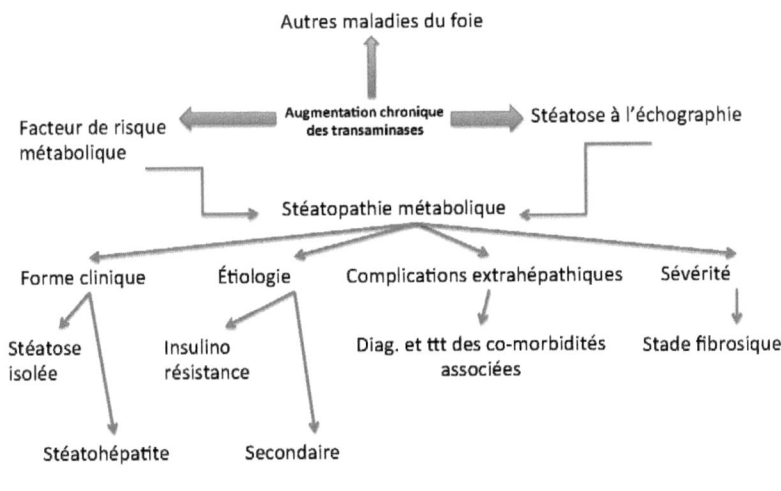

Schéma 1 : Stratégies de diagnostic et de dépistage des stéatopathies métaboliques.

I.5. Traitements des stéatoses

I.5.1. Pharmacologiques

Lors de désordres métaboliques (dyslipidémies, diabète...) un traitement pharmaceutique correcteur doit être mis en place. De ce point de vue, la stéatohépatite ne modifie pas l'hépatotoxicité du foie. Les traitements destinés à l'amélioration du foie sont quant à eux réservés dans le cas d'une évolution clinique de la maladie.

En ce qui concerne la stéatose isolée, il n'y a pas de traitement préconisé. La surveillance doit être mis en place du fait de la possibilité d'évolution des facteurs de risque métaboliques. Cette surveillance passe par un dosage des transaminases et de l'insulino-résistance.

Pour la stéatohépatite, la nécessité du traitement est de prévenir l'évolution de la fibrose et la cirrhose. Un patient afibrosique ou débutant une fibrose ne requiert pas de médicament pour le foie. Ces derniers peuvent être dispensés pour les formes aggravées ou évolutives.

De plus on ne dispose pas de traitements médicalement reconnus pour la stéatohépatite. Certaines classes thérapeutiques sont néanmoins utilisées (***Schéma 2***).

Les glitazones (***Actos, Avandia***) sont les seules molécules pouvant démontrées un possible bénéfice. Néanmoins ces spécialités ont été suspendues par l'agence du médicament. Des études ont montré une diminution des transaminases, de la stéatose, des lésions hépatocytaires et inflammatoires (3-Aithal, 7-Belfort, 36-Ratziu, 41-Sanyal, 42-Sanyal). Aucune amélioration n'est remarquée pour la fibrose (33-Ratziu).

La ***metformine*** semble efficace pour les transaminases (10-Buganesi), un peu moins sur les lésions histologiques.

L'***orlistat*** préconisé dans la perte de poids ne semble pas non plus efficace en dépit de son action insulino-sensibilisante (20-Harrison).

L'**acide ursodesoxycholique** à dose standard ne montre pas d'effet, mais son utilisation à des doses supérieures à 30 mg/Kg/jour montre une diminution des transaminases (34-Ratziu).

La **vitamine E** améliorerait les lésions histologiques (sauf fibroses) avec une dose de 800 UI/J. L'**acide ursodesoxycholique** et la **vitamine E** utilisés en association montrent une amélioration biologique et histologique (17-Dufour).

En ce qui concerne les hépatoprotecteurs comme la ***bétaïne***, la ***pentoxifylline*** ou le ***probucol***, aucune efficacité n'a été remarquée.

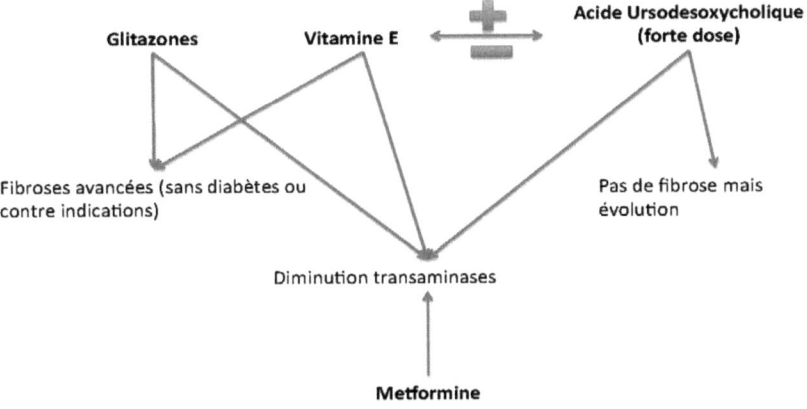

Schéma 2 : Récapitulatif de la thérapeutique de la stétopathie métabolique

I.5.2. Non Pharmacologiques

- *Chirurgie bariatrique :* La chirurgie bariatrique chez l'obèse a montré qu'une perte importante de poids possède un effet bénéfique dépendant de l'insulino-résistance sur la NASH et la fibrose (28-Mathurin). Si elle est indiquée, cette chirurgie doit être encouragée en cas de lésions hépatiques avancées dues au NASH.

- *Perte de poids et régime alimentaire :* Il a été constaté qu'une baisse de 5 à 10% du poids permet de normaliser les transaminases. Une perte de 9% du poids corporel permet en outre de diminuer la stéatose et l'inflammation mais pas la fibrose (20-Harrison). Cependant une étude comparative sur différents régimes n'a pas démontré de différence sur l'état du foie.

Indépendamment de la perte de poids, la consommation de certains produits agit sur la stéatose. C'est le cas pour le sirop de maïs (fructose), la consommation de sodas et les produits à base d'acides gras insaturés de type trans. Chez les patients ayant une stéatohépatite, on constate une baisse du ratio Oméga3/Oméga6. Son inversion par un apport complémentaire pourrait avoir une incidence sur l'amélioration du syndrome métabolique et des lésions histologiques. Par ailleurs, la consommation de vin rouge est bénéfique sur la stéatose, le diabète, l'insulino-résistance et le syndrome métabolique.

- *Exercice physique :* On a constaté que l'activité physique est inversement corrélée à la quantité de graisse intrahépatique. L'activité physique améliore l'insulino-sensibilité et diminue la graisse viscérale abdominale. Chez les obèses, 1 mois d'exercice réduisent la graisse hépatique et viscérale. Une activité sur 3 mois diminue l'insulino-résistance et les transaminases et augmente la fonction cardio-respiratoire.

CONCLUSION

À travers mon travail de thèse, j'ai cherché à détailler les différents domaines dans lesquels l'obésité peut être traitée.

De la diététique aux domaines pharmaceutiques en passant par la chirurgie, nous avons montré que l'obésité peut être prise en charge de différentes manières.

Cette prise en charge pluridisciplinaire est aujourd'hui une réalité accessible à chacun de soi.

Tout patient peut dans le système actuel lutter contre cette maladie chronique.

En premier, une prise en charge diététique et/ou physique est souvent mise en place afin de réduire la masse corporelle.

Par la suite, la chimie des molécules et surtout la chirurgie bariatrique constituent l'aboutissement soit en cas d'échec thérapeutique soit par la gravité de l'état du patient.

Les résultats sur la vie courante des personnes atteintes par cette maladie chronique sont encourageants malgré les complications inhérentes aux traitements.

Dans un futur proche, l'évolution de l'accompagnement diététique, l'augmentation du savoir-faire chirurgical, les politiques en matière de santé publique ainsi que la recherche de nouvelles molécules permettra peut être d'enrailler cette épidémie mondiale.

La stéatose non alcoolique qui se divise entre la stéatohépatite non alcoolique (NASH) et la stéatose est en pleine recrudescence dans notre société. L'augmentation de sa prévalence est due à notre mode de vie, de plus en plus néfaste sur le plan alimentaire pour notre foie.

La NASH est un facteur de risque majeur par l'augmentation du risque de complication peropératoire en chirurgie bariatrique.

BARIAMED ® PHASE 1 constitue de par sa composition, un outil de lutte contre la stéatohépatite non alcoolique. Chacun de ses composants, qu'il soit minéral, vitaminique ou lipidique influence la réduction de l'inflammation hépatique et de la taille du foie.

En revanche une étude comparative avec un groupe témoin négatif doit être mis en place afin de déterminer, si les modifications observées sont issues des composants de *BARIAMED®* ou de la simple restriction calorique (régime) précédent l'opération.

BIBLIOGRAPHIE

(1) Adams LA, Feldstein A, Lindor KD, Angulo P. Nonalcoholic fatty liver disease among patients with hypothalamic and pituitary dysfonction. Hepatology, 2004, 39 : 909-914.

(2) Adams LA, Lymp JF, St Sauver J et al. The natural history of nonalcoholic fatty liver disease : a population-bases cohort study. Gastroenterology, 2005, 129 : 113-121.

(3) Aithal GP, Thomas JA, Kaye PV et al. Randomized, placebo-controlled trial of pioglitazone in nondiabetic subjects with nonalcholic steatohepatitis. Gastroenterology, 2008, 135 : 1176-1184.

(4) Angulo P, Hui JM, Marchesini G et al. The NAFLD fibrosis score : non invasive system that identifies liver fibrosis in patients with NAFLD. Hepatology, 2007, 45 : 846-854.

(5) Argo CK, Northup PG, Al-Osaimi AM, Caldwell SH (2009) Systematic review of risk factors for fibrosis progression in non-alcoholic steatohepatitis. J Hepatol 51: 371-379

(6) Barnhart K, Christianson D, Hanley P et al. A Peptidomimetic Targeting White Fat Causes Weight Loss and Improved Insulin Resistance in Obese Monkeys. Transl Med, 2011, 3 (108) : 108-112.

(7) Belfort R, Harrison SA, Brown K et al. A placebo-controlled trail of pioglitazone in subjects with nonalcoholic steatohepatitis. N Engl J Med, 2006, 355 : 2297-2307.

(8) Berrington de Gonzales A, Hartge P, Cerhan JR, Flint AJ, Hannan L, MacInnis RJ et al. Body-mass index and mortality among 1.46 million white adults. N. Engl. J. Med. 2 dec 2010 ; 363 (23) : 2211-2219.

(9) Buchwald H, Avidor Y, Braunwald E, Jensen MD, Pories W, Fahrbach K, et al. Bariatric surgery : a systematic review and meta-analysis. JAMA. 13 oct 2004 ; 292(14) :1724-1737.

(10) Bugianesi E, Gentilcore E, Manini R et al. A randomized controlled trial of metformin versus vitamin E or prescriptive diet in nonalcoholic fatty liver disease. Am J Gastroenterol, 2005, 100 : 1082-1090.

(11) Calle EE, Rodriguez C, Walker-Thurmond K, Thun MJ. Overweight, obesity and mortality from cancer in a prospective studied cohort of US adults. N. Engl. J. Med. 24 avr 2003 ; 348(17) : 1625-1638.

(12) Carip C et al. Physiopathologie, bases physiopathologiques de la diététique, 2 : 319-329.

(13) Charlotte F, Le Naour G, Bernhard C et al. A comparison of the fibrotic potential of nonalcoholic fatty liver disease and chronic hepatitis C. Hum Pathol, 2010, 41 : 1178-1185.

(14) Colles SL, Dixon JB, Marks P, Strauss BJ, O'Brien PE. Preoperative weight loss with a very low energy diet: quantitation of changes in liver and abdominal fat by serial imaging. Am J Clin Nutr 2006; 84: 304 -- 311.

(15) Day CP, James OF. Steatohepatitis: a tale of two "hits"? Gastroenterology. 1998;114:842–5.5.

(16) De Ledinghen V, Ratziu V, Causse X et al. Diagnostic and predictive factors of significant liver fibrosis and minimal lesions in patients wtih persistent unexplained elevated transaminases. A prospective multicenter study. J Hepatol, 2006, 45 : 592-599.

(17) Dufour JF, Oneta CM, Gonvers JJ et al. Randomized placebo-controlled trial of ursodeoxycholic acid with vitamin E in nonalcoholic steatohepatitis. Clin Gastroenterol Hepatol, 2006, 4 : 1537-1543.

(18) Ekstedt M, Franzen LE, Mathiesen UL et al. Long-term follow-up of patients with NAFLD and elevated liver enzymes. Hepatology, 2006, 44 : 865-873.

(19) Emery C, Dinet J, Lafuma A, Sermet C, Khoshnood B, Fagnani F. Évaluation du cout associé à l'obésité en France. La presse médicale.juin 2007 ; 36(6) :832-840.

(20) Harrison SA, Fecht W, Brunt EM, Neuschwander-Tetri BA. Orlistat for overweight subjects with nonalcoholic steatohapatitis : A randomized, prospective trial. Hepatology, 2009, 49 : 80-86.

(21) Haskins O. MetaboShield: no absorption or intestine damage. Baratricnews.net, 2013.

(22) Haute Autorité de la Santé. Obésité : Prise en Charge Chirurgicale chez l'adulte. 2009.

(23) Hunger M, Schunk M, Meisinger C, Peters A, Holle R. Estimation of the relationship between body mass index and EQ-5D health utilities in individuals with type 2 diabetes : Evidence from the population-based KORA studies. J. Diabetes Complicat.sept 2012 ;26(5) :413-418.

(24) Keating CL, Peeters A, Swinburn BA, Magliano DJ, Moodie ML. Utility-based Quality of Life Associated With Overweight and Obesity : The Australian Diabetes, Obesity, and Life Study. Obesity (Silver Spring) (internet). 15 juin 2012 (cité 29 sept 2012) ; Disponible sur : http//www.ncbi.nlm.nih.gov/pubmed/22790238.

(25) Korenblat KM, Fabbrini E, Mohammed BS, Klein S. Liver, muscle, and adipose tissue insulin action is directly related to intrahépatic triglycéride content in obese subjects. Gastroenterology, 2008, 134 : 1369-1375.

(26) Larsson U, Karlsson J, Sullivan M. Impact of overweight and obesity on health-related quality of life-a Swedish population study. Int J. Obes. Relat. Metab. Disord.mars 2002 ; 26(3) :417-424.

(27) Marchesini G, Brizi M, Morselli-Labate AM et al. Association of nonaloholic fatty liver disease with insulin resistance. Am J Med, 1999, 107 : 450-455.

(28) Mathurin P, Hollebeque A, Arnalsteen L et al. Prospective study of long-term effects of bariatric surgery on liver injury in patients without advanced disease. Gastroenterology, 2009, 137 : 532-540.

(29) Minervini MI, Ruppert K, Fontes P et al. Liver biopsy findings from healthy potential living liver donors : reasons for disqualification, silent diseases and correlation with liver injury test. J Hepatol, 2009, 50 : 501-510.

(30) Mokdad AH, Ford ES, Bowman BA, Dietz WH, Vinicor F, Bales VS, et al. Prevalence of obesity, diabetes, and obesity-related health risk factor, 2001. JAMA. 1 janv 2003 ; 289(1) :76-79

(31) OMS. Obésité et surpoids Aide-mémoire N°311 (internet). WHO. 2012. Disponible sur http://www.who.int/mediacentre/factsheets/fs311/fr/index.html

(32) Petersen KF, Dufour S, Befroy D, Lehrke M, Hendler RE, Shulman GI. Reversal of nonalcoholic hepatic steatosis, hepatic insulin resistance and

hyperglycemia by moderate weight reduction in patients with type 2 of diabetes. Diabetes 2005; 54: 603 -- 608.

(33) Ratziu V, Charlotte F, Bernhardt C et al. Long-term efficacy of rosiglitazone in nonalcoholic steatohepatitis : result of the fatty of rosiglitazone in nonalcoholic steatohepatitis : results of the fatty liver improvement by rosiglitazone stherapy (FLIRT 2) extension trial. Hepatology, 2010, 51 : 445-453.

(34) Ratziu V, De Ledinghen V, Oberti F et al. A multicentric, double-blind, randomise-controlled trial of hight dose ursodeoxycholic acid in patients with nonacoholic steatohepatitis. J Hepatol, 2011, 54 : 1011-1019.

(35) Ratziu V, Giral P, Charlotte F et al. Liver fibrosis in overweight patients. Gastroenterology, 2000, 118 : 1117-1123.

(36) Ratziu V, Giral P, Jacqueminet S et al. Rosiglitazone for nonalcoholic steatohepatitis : one-year results of randomized placebo-controlled fatty liver improvemen with rosiglitazone therapy (FLIRT) trial. Gastroenterology, 2008, 135 : 100-110.

(37) Redman LM, Ravussin E. Lorcaseerin for the treatment of obesity. Drug today, 2010, 46 (12) : 901-910.

(38) Reilly SM, Chiang SH, Decker S et al. An inhibitor of protein kinases TBK1/KKε imporves obesity-related metabolic dysfunctions. Nat Med, 2013 ; 19 (3) : 213-321.

(39) Roche, TNS Healthcare (Kantarhealth), INSERM, ObEpi 2012 – Enquête épidémiologique nationale sur le surpoids et l'obésité.

(40) Rohde U, Hedbäck N, Gluud L et al. Effect of the EndoBarrier Gastrointestinal Liner on obesity and type 2 diabetes: protocol for systematic review and meta-analysis of clinical studies. BMJ, 2013, 3 (9).

(41) Sanyal AJ, Chalasani N, Kowdley KV et al. Pioglitazone, vitamin E, or placebo for nonalcoholic steatohepatitis. N Engl J Med, 2010, 362 : 1675_1685.

(42) Sanyal AJ, Mofrad PS, Contos MJ et al. A pilot study of vitamin E versus vitam E and pioglytazone for the treatment of nonalcoholic steatohepatitis. Clin Gastroenterol Hepatol, 2004, 2 : 1107-1115.

(43) Szczepaniak LS, Nurenberg P, Leonard D, Browning JD, Reingold, JS, Grundy S et al. Magnetic resonance spectroscopy to measure, hepatic triglyceride content: prevalence of hepatic steatosis in the general population. Am J Physiol Endocrinol Metab 2005; 288:E462–E468.

(44) Targher G, Marra F, Marchesini G. Increses risk of cardiovascular disease in nonalcoholic fatty liver disease : causal effect or epiphenomenon ? Diabetologia, 2008, 51 : 1947-1953.

(45) Weston SR, Leyden W, Murphy R et al. Racial and ethnic distribution of nonalcoholic fatty liver in persons with newly diagnosed chronic liver disease. Hepatology. 2005, 41 : 372-379.

(46) Whitlock G, Lewington S, Sherliker P, Clerke R, Emberson J, Halsey J, et al. Body-mass index and cause-specific mortaly in 900 000 adults : collaborative analyses of 57 prospective studies.lancet. 28 mars 2009 ; 373(9669) :1083-1096.

(47) Zelber-Sagi S, Nitzan-Kaluski D, Halpern Z, Oren R. Prévalence of primary non alcoholic fatty liver disease in a population-based study and its association with biochemical and anthropometric measures. Liver Int, 2006, 26 : 856-863.

LEXIQUE

Abcès — Accumulation de pus dans une cavité.

Absorptiométrie biphotonique — Méthode d'imagerie médicale basée sur l'atténuation de deux rayons X d'énergies différentes.

Actine — Protéine importante pour l'architecture et le mouvement cellulaire.

Adénocarcinome — Tumeur maligne de l'épithélium glandulaire. Il est à distinguer de l'adénome qui lui est bénin.

Adipocyte — Voir tissus adipeux

Albumine — Protéine plasmatique produite par le foie. Elle permet le maintien de la pression osmotique et le transport de nombreuses molécules dans le sang.

Aménorrhée — Absence de règles.

Apports spontanés — Apports alimentaires en dehors des repas.

Balance énergétique — La balance énergétique est la différence entre les apports caloriques et ce que l'organisme élimine.

Bilan énergétique — Total des apports nutritionnels. Ce bilan peut être positif ou négatif en fonction de la qualité et de quantité d'aliments ingérés.

Carcinome — Cancer développé à partir de l'épithélium.

Cirrhose — Maladie du foie résultant d'agression chimique ou virale. Elle est caractérisée par une fibrose modifiant l'architecture du foie et par la production de liquide d'ascite.

Créatininurie — Présence de créatine dans les urines. Elle joue un rôle dans la contraction musculaire et dans l'apport d'énergie aux cellules musculaires.

Duodénum — Segment initial de l'intestin grêle.

Dysphagie — Sensation de gêne ou de blocage ressentie lors de la prise du bol alimentaire.

Épine sacro-iliaque — Saillie osseuse facilement palpable sur le bord antérieur de l'os coxal.

Fibrose	Tissu conjonctif se développant à l'endroit où des cellules ont été détruites et non renouvelées.
Fistule	Canal anormal reliant un organe à un autre.
Fundus	Partie supérieure de l'estomac.
Gonarthrose	Arthrose située anatomiquement dans la région du genou.
Hernie hiatale	Passage d'une partie de l'estomac de l'abdomen vers le thorax.
Hirsutisme	Apparition d'une pilosité sur les zones glabres de la femme.
Hyperhidrose	Sudation importante.
Hyperinsulinisme	Sécrétion importante en quantité et sur un laps de temps court d'insuline.
Hyperphagie	Trouble de la conduite alimentaire caractérisé par une prise alimentaire importante sur une durée relativement courte.
Ileum	Partie distale de l'intestin grêle.
Index glycémique	L'index glycémique mesure la capacité d'un glucide donné à élever la glycémie après un repas par rapport au glucose pur.
Jéjunum	Partie centrale de l'intestin grêle.
Leptine	Hormone régulant l'appétit en régulant la satiété.
Myosine	Protéine jouant un rôle dans la contraction musculaire.
Noradrénaline	Neurotransmetteur régulant l'excitation.
Occlusion	Arrêt complet de passage des gaz ou de la matière dans l'appareil digestif.
Œsophagite	Inflammation de l'œsophage.
Orosomucoïde	Transporteur des composés lipophiles ou neutres (À l'inverse de l'albumine qui transporte les composés acides). Elle augmente dans les atteintes inflammatoires et est un bon témoin de rétablissement.
Phlébite	Inflammation des veines.
Pré-albumine	Précurseur de l'albumine.

Prévalence	Mesure de l'état de santé d'une population à un instant donné.
Pylore	Zone connectant l'estomac au duodénum.
Région sous-scapulaire	Région anatomique située sous l'épaule.
Région supra-iliaque	Région anatomique située sur la partie supérieure de l'os coxal.
Sérotonine	Neurotransmetteur du système nerveux et régule le comportement notamment alimentaire.
Syndrome de Cushing	Excès de sécrétion de cortisol par les glandes surrénales.
Tissus adipeux	Tissu conjonctif composé de cellules graisseuses (adipocytes) et ayant une action endocrine et de stockage énergétique important.

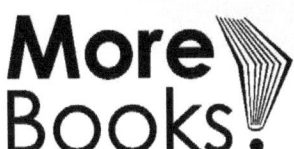

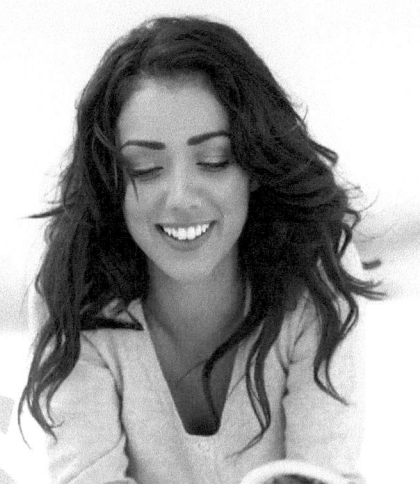

Oui, je veux morebooks!

I want morebooks!

Buy your books fast and straightforward online - at one of the world's fastest growing online book stores! Environmentally sound due to Print-on-Demand technologies.

Buy your books online at
www.get-morebooks.com

Achetez vos livres en ligne, vite et bien, sur l'une des librairies en ligne les plus performantes au monde!
En protégeant nos ressources et notre environnement grâce à l'impression à la demande.

La librairie en ligne pour acheter plus vite
www.morebooks.fr

SIA OmniScriptum Publishing
Brivibas gatve 1 97
LV-103 9 Riga, Latvia
Telefax: +371 68620455

info@omniscriptum.com
www.omniscriptum.com

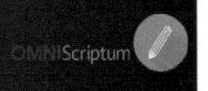

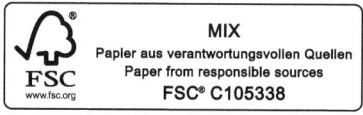

Printed by Books on Demand GmbH, Norderstedt / Germany